# 伤寒论 证素辨析

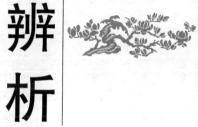

樊新荣 编著

中国中医药出版社

· 北京 ·

图书在版编目（CIP）数据

《伤寒论》证素辨析/樊新荣编著．—北京：中国中医药出版社，2014.5（2014.9重印）

ISBN 978-7-5132-1895-5

Ⅰ．①伤… Ⅱ．①樊… Ⅲ．①《伤寒论》—研究 Ⅳ．① R222.29

中国版本图书馆 CIP 数据核字（2014）第 079216 号

中国中医药出版社出版

北京市朝阳区北三环东路 28 号易亨大厦 16 层

邮政编码 100013

传真 010 64405750

北京亚通印刷有限公司印刷

各地新华书店经销

＊

开本 880×1230 1/32 印张 8.125 字数 160 千字

2014 年 5 月第 1 版 2014 年 9 月第 2 次印刷

书号 ISBN 978-7-5132-1895-5

＊

定价 20.00 元

网址 www.cptcm.com

如有印装质量问题请与本社出版部调换

社长热线 010 64405720

购书热线 010 64065415 010 64065413

书店网址 csln.net/qksd/

官方微博 http://e.weibo.com/cptcm

# 内容提要

　　本书对《伤寒论》三阳三阴病证涉及的381条原文及收集的文献资料运用共时与历时研究、分析与综合方法进行整理分类，提炼证素，组成实质证型，并根据情况，对原文适当调整，辅以十纲证类之病位为框架，以证素病位为基点对调整后的原文进行重新归类，并对原文中的疑难点进行注解分析，对原文中的汤药遴选医案供参考。研究发现，《伤寒论》的辨太阳病、阳明病、少阳病、太阴病、少阴病、厥阴病，实为三阳三阴辨证，三阳三阴辨证的实质主要为辨病位、病性。运用证素辨证对三阳三阴证进行分析，可以涵盖绝大多数条文，并且辨证目的确切，辨证内容完整、统一，证素的内涵、外延明确，证素特征规范，理论层次清楚，术语统一，表述严密，证名突出，可克服以往《伤寒论》研究古今诸法混用的情况，更利于临床应用。

# 引　言

　　中医学的辨证思想经历了几千年，辨证的理论和方法是在不同历史条件下形成的，辨证方法体系就有八九种之多。这些辨证方法体系是从不同视角、层次，对"证"进行认识。对于大多数年轻一代中医而言，面对众多的辨证方法体系，总感到茫然无绪、不知所措。这就需要进一步完善中医辨证体系，创新性地整合目前中医学中各种辨证体系，以便于年轻的一代中医能更好更快地掌握中医辨证方法，并将之运用于临床实践，更好地为患者服务。

　　众所周知，《伤寒论》三阳三阴辨证（俗称六经辨证）在中医学理论体系中发挥着极其重要的作用，是中医临床理论之基石。中医"证"的基础研究是中医学学科研究的重点内容，对《伤寒论》三阳三阴辨证体系进行更为深入的研究，分析、提炼并揭示其学术精髓以更好地为临床服务十分必要。证素辨证是导师朱文锋教授通过深入研究而创立的一种以辨病位与病性为基本要求的辨证新方法。它更符合辨证思维原理，揭示了辨证的规律、实质与特点，易于掌握，诊断准确、规范，因而更具有实用性，是中医学术的重大发展。本书在证素辨证新体系指导下，辅以十纲证类，以大量文献研究、临床调研、专家咨询为基础，运用计算机信息处理技术提炼三阳三阴证素（即辨证要素），探索三阳三阴证素组合与演变规律，揭示三阳三阴实质证型。一方面，用证素辨证对《伤寒论》三阳三阴辨证进行整合、统一，将是对这一新辨证方法的极有力佐证；另一方面，本书可利于后人更好地学习和临床应用《伤寒论》，为后人学习该学科提供更加清晰的思路，以利于中医经典的更加普及应用，为中医理论与临床的更加紧密结合作出积极贡献；第三，本书是对一些学者"模式（指各种辨证方法）之统一，责任在21世纪的中医"，"实现中医外感病学辨证论治体系的重组"，"统一外感热病的辨证，不仅是当前中医教学和临床亟待解决的问题，亦是继承发扬和改革创新中医理论值得探讨的课题"等呼吁的积极响应。

　　本书付梓之际，特向给予帮助和支持的马林霞博士、王荣田博士表示衷心的感谢！

樊新荣

2014 年 5 月

# 目 录

## 上 篇
### 《伤寒论》三阳三阴辨证的文献研究

## 下　篇
## 《伤寒论》三阳三阴病证的实质证型研究

# 上 篇

## 《伤寒论》三阳三阴辨证的文献研究

对于《伤寒论》三阳三阴辨证（即后世俗称的"六经辨证"）的研究，历代医家各有阐发：有以经络立论的朱肱；以脏腑阐释的李时珍；以气化解释的张志聪；以区域分野研究的柯琴、周学海；以病因阐述的庞安时；以疾病类型论述的李克绍；认为"重在辨表里，不必拘经腑"的陈亦人；持六经辨证包括了八纲辨证的刘渡舟；更有把辨病辨证相结合作为《伤寒论》辨证思想的李培生；等等。

# 三阳三阴的概念

## 三阳三阴的基本概念

三阳三阴，最早见于《内经》，如《素问·热论》所说的"三阳""三阴"，即太阳、阳明、少阳，太阴、少阴、厥阴。其概念因时因地而变，正如"辩证唯物主义认为，概念是确切性和灵活性的统一"，主要有三：

其一，气分阴阳。《素问·至真要大论》曰："……阴阳之三也何谓？岐伯曰：气有多少，异用也。帝曰：阳明何谓也？岐伯曰：两阳合明也。帝曰：厥阴何也？岐伯曰：两阴交尽也。"于此可见，"阴阳之三也"——阴阳之各分为三，而为三阳三阴，是在《系辞》"易有太极，是生两仪，两仪生四象，四象生八卦"的基础上，再增加阳明与厥阴（"两仪"即阴阳，《周易浅述》俞琰注曰："一阴一阳对立之状也。"）"四象"即阴阳分太阴与少阴和太阳与少阳）。阳明为"两阳合明","两阳"即太阳与少阳，二者"合明"为阳明而极，极则阳生阴；厥阴为"两阴交尽","两阴"即太阴与少阴，二者"交尽"为厥阴而阴尽、阴极，极则"阴尽阳生"。

另外，"阴阳之三也何谓？岐伯曰：气有多少，异用也"，既含定性，又含定量。前者"阴阳"为定性，《系辞·上》曰："一阴一阳之谓道。继之者善也，成之者性也。"张仲景结合临床确定病性："病有发热恶寒者，发于阳也；无热恶寒者，发于阴也。"后者"多少"为定量，如恩格斯所言："用量的差异来说明一切质的差异……质和量的关系是相互的……量可以转变为质，质也可以转变为量。"

其二，阴阳分多少（侧重时间）。《素问·天元纪大论》曰："……阴阳之气，各有多少，故曰三阴三阳也。"《素问·热论》曰："伤寒一日，巨（太）阳受之……二日阳明受之……三日少阳受之……三阳经络皆受其病……四日太阴受之……五日少阴受之……六日厥阴受之……三阴三阳、五脏六腑皆受病……两感于寒者，病一日则巨阳与少阴俱病……二日则阳明与太阴俱病……三日则少阳与厥阴俱病。"

上两段经文，以"多少"和日数示人，不仅有量的概念，并且这些量（日数）与经络脏腑密不可分，反映了时间观念。注意"量的规定性"，做到"胸中有'数'"。张仲景在其著作中创造性地发展和阐明之，例如："伤寒一日，太阳受之，脉若静者，为不传；颇欲吐，若躁烦，脉数急者，为传也"（第4条）。"伤寒二三日，阳明、少阳证不见者，为不传也"（第5条）。"太阳病，头痛至七日以上自愈者，以行其经尽故也"

（第8条）。"太阳病，脉浮紧，无汗，发热，身疼痛，八九日不解，表证仍在，此当发其汗……麻黄汤主之"（第46条）。由此可见，张仲景遵古而不泥古，从而注意和掌握三阳三阴气之多少、量的规定性，具体病证具体对待，知常达变。

其三，阴阳分位（侧重定性、定位）。《素问·阴阳离合论》曰："帝曰：愿闻三阴三阳之离合也，岐伯曰：圣人南面而立，前曰广明，后曰太冲；太冲之地，名曰少阴；少阴之上，名曰太阳……广明之下，名曰太阴；太阴之前，名曰阳明……厥阴之表，名曰少阳……是故三阳之离合也，太阳为开，阳明为阖，少阳为枢。三经者，不得相失也，搏而勿浮，命曰一阳……三阴之离合也，太阴为开，厥阴为阖，少阴为枢。三经者，不得相失也，搏而勿沉，名曰一阴。阴阳𩖔𩖔，积传为一周，气里形表而为相成也。"

上段经文，从"圣人南面而立"等，示人以位的概念，即三阳三阴在空间上的定位，如"少阴之上，名曰太阳"而确定上太阳与下少阴；"厥阴之表，名曰少阳"而确定表少阳与里厥阴。进而以"三阳……太阳为开，阳明为阖，少阳为枢……三阴……太阴为开……"即太阳主表为"开"而"上行外达"，少阳主中为枢而上下升降、表里出入，阳明主里为"阖"而"内行下达"等，已为定论。惟"厥阴为阖，少阳为枢"尚有争议。笔者认为对这个问题要灵活看待，要通常达变，即厥少二阴当外感病处三阴过程的后期时，决定了厥少二阴之为枢或为阖，其有常有变。常则即如经文所言，变则阖枢相互易位。确切地说，按病证是邪与正相争的反映，既有正胜邪去，又有正邪相持和邪盛正衰三种情况（或三个阶段）。因此，前者

上篇　《伤寒论》三阳三阴辨证的文献研究

"厥阴为阖",指厥阴当邪盛正衰,厥阴处阴分之里(尽、末)时为"阖",表现"厥逆而恶寒"等症。反之,当邪盛而相持,即"厥阴之表,名曰少阳"之厥阴与少阳为表里时,而阴从阳,则以"少阳为枢"之"枢"代厥阴之"阖"出现——表现近似少阳的"往来寒热"等症,而厥阴的"厥热胜复,寒热错杂,正是为枢的显著特点"。"少阴为枢"指少阴当邪盛而相持,少阴居阴分之中(半)时为"枢",表现脉微细下利的寒化证和心中烦、不得卧的热化证。反之,当邪盛正衰之时,即"少阴之上,名曰太阳"的少阴与太阳为上下(表里)时,少阴"内行下达"以"阖"代"枢",出现"恶寒身踡而利"等下里虚寒证。总之,枢与阖,在一定条件下可相互易位。

综上所述,三阳三阴的概念既原则又灵活,它是从实际出发,把三阳三阴和脏腑经络等方面有机地结合起来,含有定性、定位和定量而确立的。因此,对《内经》三阳三阴,必须以张仲景为榜样,结合临床实际进行研究,才能正确理解《伤寒论》三阳三阴的概念。

# 六　经

《伤寒论》的注家和读者们都习惯于把三阳三阴称为"六经",六经读起来比"三阳三阴"方便,但是容易使人错误地认为"经"即"经络"之经,由此把人引入歧途。在《伤寒论》原著本无其名，只有太阳、阳明、少阳和太阴、少阴、厥阴的名称。其次序，因张仲景"撰用《素问》"而遵循《素问·热论》"伤寒一日，巨阳受之……二日阳明受之……三日少阳受之……四日太阴受之……五日少阴受之……六日厥阴受之"的顺序而排列，但又有所发展和创新。《伤寒论》之三阳三阴，据中医整体观念，本于经络而推及脏腑，实际已将《内经》三阳三阴概念之内涵与外延扩大。

六经一词，始见于《内经》。《素问·阴阳应象大论》曰："六经为川，肠胃为海。"《素问·天元纪大论》曰："阴阳之气，各有多少，故曰三阴三阳也。"由此可见，其含义有多种，但在此仅就张仲景重视和一再强调"经络""脏腑"以及"寻余所集，思过半矣"进行说明:《灵枢·经脉》曰:"肺手太阴之脉，起于中焦，下络大肠……上膈属肺……""大肠手阳明之脉……络肺……属大肠……""胃足阳明之脉……属胃络脾……""脾足太阴之脉……属脾络胃……""心手少阴之脉……出属心系……络小肠……""小肠手太阳之脉……络心……属小肠……""膀胱足太阳之脉……络脑……络肾属膀胱……""肾足少阴之脉……属肾络膀胱……""心主手厥阴心包络之脉……属心包络……络三焦……""三焦手少阳之脉……络心包……属三焦……""胆足少阳之脉……络肝属胆……""肝足厥阴之脉……属肝络胆……其支者，复从肝别贯膈，上注肺。"经脉终而复始，如环无端，网络人体上下、内外。于此清楚地看到，三阳三阴之每一经又分为手足两经，遂演变成十二经。尤其足太阳之"络脑"和以脏腑之俞，通相应之脏腑，结合"五脏六腑之精气，皆……与脉并为系，上属于脑"(《灵枢·大惑论》),"头者,精明之府"(《素问·脉要精微论》。更有明代李时珍明确提出脑与精神活动有关,谓"脑为元神之府",指出了头是人体最重要的器官,是神志汇聚之处。因而三阳三阴在头脑的调控下总领十二经及其所属脏腑的生理功能,是生理性概念。

# 六 经 病

六经病,即《伤寒论》辨太阳病、阳明病、少阳病、太阴病、少阴病、厥阴病。它是在《素问·热论》六经分病的基础上进一步发展起来的:"伤寒一日,巨阳受之,故头项痛,腰脊强(如第1条"头项强痛",第14条、第31条"项背强几几",等等)……二日阳明受之……身热目疼而鼻干,不得卧也(如第182条"身热",第231条"鼻干",第242条"不能卧",等等)……三日少阳受之……胸胁痛而耳聋(如第96条"胸胁苦满",第264条"两耳无所闻",等等)。三阳经络皆受病,而未入于脏者(如第270条"伤寒三日,三阳为尽,三阴当受邪,其人反能食而不呕,此为三阴不受邪也")……四日太阴受之……腹满(如第273条"太阴之为病,腹满……"等等)……五日少阴受之……口燥舌干而渴(如第321条"口干燥",第319条"少阴病,下利六七日……渴",等等)……六日厥阴受之……烦满(如第339条"胸胁烦满",

第 355 条"心下满而烦",等等)……三阴三阳、五脏六腑皆受病……"但两者又有所不同,《素问·热论》略而《伤寒论》详。《素问·热论》谈病侧重"热"和"实",而未涉及"寒"与"虚",病的变化也只有"两感"一种,而无《伤寒论》"太阳与阳明合病"(如第 32 条)、"太阳与少阳并病"(如第 142条)、"三阳合病"(如第 268 条)等。总之,六经病是以中医基础理论为依据,对人体感受外邪之后所表现出的各种症状进行分析、归纳和概括的结果,它既是外感病发展过程中的不同阶段,也可看作既互相联系,又相对独立的证类,是病理性概念。

# 六经辨证

六经辨证,即《伤寒论》辨太阳病、阳明病、少阳病、太阴病、少阴病、厥阴病。必须指出的是,六经辨证实为三阳三阴辨证,后人将其习称为"六经辨证",并成为《伤寒论》约定俗成的辨证体系称谓,其"称谓"的外壳与内核已经分离了。六经辨证亦是在《素问·热论》六经分证的基础上进一步发展起来的。不过两者又有显著的不同,《素问·热论》中的六经,虽以六经作为分证的纲领,但它只论述了六经的热证、实证,未具体论述六经的寒证、虚证。因此,在治疗上也只简单地提及汗、下两法,所谓"其未满三日者,可汗而已;其满三日者，可泄而已"（《素问·热论》）。而《伤寒论》的六经辨证，则遵循《内经》"证有中外"的思想，创造性地发展和阐明六经辨证以表里定位为重心的辨证纲领。因此，清代吴鞠通在《温病条辨·凡例》中指出："《伤寒论》六经由表入里，由浅及深，须横看；本论论三焦由上及下，亦由浅入深，须竖看，与《伤寒论》为对待文字，有一纵一横之妙。"从而说明《伤寒论》以表里定位为核心而确立六经辨证。正如《伤寒论疏义》所说："……六经……细而析之，则邪在表而热实者，太阳也；邪在半表里而热实者，少阳也；邪入胃而热实者，阳明也；又邪在表而虚寒者，少阴也；邪在半表里而虚寒者，厥阴也；邪入胃而虚寒者，太阴也。"

总之，《伤寒论》六经既是辨证的纲领，又是论治的准则，是在《素问·热论》"汗""泄"两法的基础上，又结合临床实际，继承《素问·五常政大论》"治热以寒……治寒以热……消之削之，吐之下之，补之泻之"等法，为后世医家提供了范例，被后人誉为"方书之祖"。因此，六经辨证则是一种辨证论治的方法与体系，是以六经所系的脏腑经络、气血津液的生理功能与病理变化为基础，并结合人体抗病的强弱、病因的属性、病势的进退缓急等各方面的因素，对外感疾病发生、发展过程中的各种症状进行分析、综合、归纳，借以判断病变的部位、证候的性质与特点、邪正消长的趋向，并以此为前提决定立法、处方等问题。

# 三阳三阴辨证的理论基础

三阳三阴辨证理论基础观点比较多，归纳起来大致有三类：

其一，源于《周易》。三阳三阴辨证首先其思辨性理论来源于《周易》，是《周易》中的辩证法思想和对事物的认识论。六经病证形成过程体现了《周易》"卦时"学说的过程论观点；六经病证体现了《周易》"卦时"学说的阶段论观点；六经病证体现了《周易》"卦时"学说的场景论观点；六经辨证的思想内涵体现了《周易》的恒变观思想。而且《周易》对《伤寒论》的影响主要是提供了思维的方法和思维模型。前者表现为取象比类的方法，利用自然的"六气"说明人体生理、病理的变化；后者借其创立了三阳三阴学说。三阳三阴说实际上就是阴阳学说，只是把阴阳按自然界的时间和空间的运动规律，消长转化分为六个阶段，以论述天人合一的宏观宇宙学，并试图以《周易》十二消息卦的阴阳演变来说明其和《伤寒论》三阳三阴变化的相同性。从这一意义上来说，张仲景所著的《伤寒论》阴阳说是对《周易》文化的创造性发展，同时也丰富和补充了《周易》文化的内涵，这是中华文明史上的重要贡献，值得后人用心学习探讨，继承发扬。总之，三阳三阴是太阳、太阴、少阳、少阴、阳明、厥阴的简称，其源于阴阳学说，是阴阳的一种特殊分法。

其二，源于《内经》相关理论。张仲景在《内经》《难经》《阴阳大论》等基础上，进一步总结了前人的医学成就，结合自己的临床经验，将疾病发展过程中各种错综复杂、变化多端的证候情况加以综合归纳，并以古代辩证法思想——阴阳学说为指导，有机地与脏腑经络学说结合在一起，从而创立了一套独特的而且行之有效的辨证理论体系，写成了《伤寒杂病论》，即《伤寒论》和《金匮要略》。其中《伤寒论》是论述外感疾病的专书，以《素问·热论》"今夫热病者，皆伤寒之类也"，"人之伤于寒也，则为病热"为理论基础，其所创立的六经辨证中，多见有热证，尤以三阳经为主。张仲景据《素问·热论》六经分证基本理论，创立了六经辨证体系，以太阳、阳明、少阳、太阴、少阴、厥阴六经为纲分析全身性证候，其所说之六经兼及络脉、经筋、皮部的范围。同时，张仲景创立的六经辨证理论是以三阳三阴经作为辨证施治的纲领，用关阖枢理论来说明外感热病的发生、发展、转化的规律，也即说明关阖枢理论与六经证治有着密切关系。并且《伤寒论》以《内经》的运气学说为基础，结合外感热病的实际情况，创立了六经气化学说，对《内经》的运气学说不仅全面地继承，而且有所发展，有所创新，有所进步。

其三，源于中国古代文化的影响。张仲景的学术思想与中国传统文化密不可分，中华文化所强调的"天人合一""中庸之道""发而中节""致中和"等思维方式在张仲景的著作中打下了深深的烙印。其医学观、生命观、疾病观、治疗观可以用"和"字来概括，"和"是张仲景学术思想的核心。

# 哲学基础——阴阳五行

古之医与易，即当今之医学与哲学。恩格斯明确指出："不管自然科学家采取什么态度，他们还是得受哲学的支配。问题只在于，他们是愿意受某种坏的时髦哲学的支配，还是愿意受一种建立在通晓思维的历史和成就的基础的理论思维的支配。"显然，张仲景也不能例外，他接受了"理论思维的支配"，坚决反对"时髦哲学的支配"。张仲景"怪当今居世之士，曾不留神医药……患及祸至……降志屈节，钦望巫祝……"反对巫医，坚持"……勤求古训，博采众方……为《伤寒杂病论》……"从"夫天布五行，以运万类，人禀五常，以有五脏；经络府俞，阴阳会通"。可见，张仲景接受的"理论思维的支配"，即阴阳五行思想。同时，从《伤寒论》之分阴阳而贯穿全书和其内容涉及五行学说等可进而说明之。如"肝乘脾"（第108条），"肝乘肺"（第109条），"阳明居中，主土也"（第184条），以及"夫人禀五常"和"夫治未病者，见肝之病，知肝传脾，当先实脾"（《金匮要略·脏腑经络先后病脉证并治第一》)。

众所周知，张仲景生活在东汉末年（公元 150～219 年），《伤寒论》成书于公元 200～219 年。当时正是儒学独尊，而《周易》的地位又居最高，因此《易》的哲学思想，运用于医学也在情理之中。事实上，张仲景在《伤寒论》序文中亦说明了这一点："……撰用《素问》《九卷》……《阴阳大论》……为《伤寒杂病论》……"看来，六经辨证的哲学思想，是来源于《素问》和《阴阳大论》。谈起《阴阳大论》，梁华龙在《伤寒论研究》中指出："《阴阳大论》一书，根据推断应是《周易》之别名。而其中'则思过半矣'，就来源于《系辞·下》，而且是与孔子论'卦时'的那段话一并提出来的。从《伤寒论》中，亦常可看到《周易》的内容，如以《周易》星宿命名的方剂有白虎汤、大小青龙汤、真武汤等；以水火之数推断病程的'发于阳，七日愈；发于阴，六日愈。以阳数七、阴数六故也'。"

另外，从对后世的影响看，今人黄竹斋在《伤寒杂病论会通·卷首》亦明确指出："孙思邈曰：不知……《易》，不足以言医。盖圣人将天地鬼神之奥，摹画为卦以作《易》。仲景将人身阴阳之理，写成文以著论。卦之有六爻，犹身之有六经。六爻之分内外，犹六经之分表里。卦之分三才，犹身之分三部。爻变动则有老少阴阳之四象，犹身失常则寒热虚实之四证。其以阴阳为变化之本源，所以明吉凶消长之理，进退存亡之道。"这段话，意味深长！它不仅说明医与《易》——医学与哲学的关系，并且进而指出六经辨证与卦爻的关系。

总之，六经辨证与哲学的关系似医与易的关系，正如张景岳在《医易》中强调:"《易》者,易也,具阴阳动静之妙;医者,意也,合阴阳消长之机……学医不学《易》……如……目视者有所不见;耳听者有所不闻……然则医不可以无《易》,《易》不可无医,设能兼而有之,则……运一寻之木,转万斛之舟;拨一寸之机,发千钧之弩。"

# 医学基础——主为《内》《难》

《伤寒论·序》曰:"感往昔之沦丧,伤横夭之莫救,乃勤求古训,博采众方,撰用《素问》《九卷》《八十一难》……为《伤寒杂病论》……若能寻余所集,思过半矣。"尤其突出"经络府俞,阴阳会通"等,说明三阳三阴辨证的基础主要来自《内经》和《难经》等书中。

首先,阴与阳。《素问·阴阳应象大论》曰:"阴阳者,天地之道也,万物之纲纪,变化之父母,生杀之本始,神明之府也,治病必求于本。"于此,回想三阳三阴辨证,则不难看出张仲景不仅继承了《素问·热论》中"三阳三阴、五脏六腑皆受病"之说,并且对整个《内经》中的脏腑经络学说系统研究之后,将其完善于六经辨证之中。对此,黄坤载《伤寒说意》曾做过剖析:"六脏六腑,是生十二经,经气内根于脏腑,外络于肢节。脾、胃、肝、胆、肾、膀胱,则行于足,是为足之六经;肺、心、心包、三焦、大肠、小肠,经行于手,是为手之六经。经有十二，六气统之，两经一气，故亦曰六经。"

总之，阴与阳的关系是对立统一的关系，在这里主要体现阴阳胜复等方面。如三阳多见表、上、热、实证；三阴多属里、下、寒、虚证。六经辨证首辨阴阳发病情况，以及病证在三阳还是在三阴，是阳盛还是阴盛，辨清了阴阳就等于认识了六经病的证候。正如明代张景岳在《景岳全书·传忠录》中明确指出："凡诊病施治，必须先审阴阳，乃为医道之纲领。阴阳无谬，治焉有差？医道虽繁，而可以一言蔽之者，曰阴阳而已。故证有阴阳，脉有阴阳，药有阴阳……设能明彻阴阳，则医理虽玄，思过半矣。"

其次，正与邪，又可称虚与实。《素问·通评虚实论》曰："邪气盛则实，精气夺则虚。"这里的"精气"又称"正气"，王清任言："气有虚实，实者邪气实，虚者正气虚。"《素问·刺志论》曰："气实者，热也；气虚者，寒也。"显然，邪与实和热具有同一性，正与虚和寒具有同一性。因此，对于正与邪的了解，通过寒与热的出现亦可掌握之。例如："发汗后，恶寒者，虚故也；不恶寒，但热者，实也"（第70条）。

病证是正邪相争的表现（反映），因此，当邪在三阳，多为邪盛正强（或正衰），邪侵正抗，正邪相持和正邪剧争，故以寒热表现之，而发热与恶寒则是其常见症。例如："太阳之为病，脉浮，头项强痛而恶寒"（第1条）；"……转入少阳者，胁下鞕满……往来寒热……"（第266条）；"……阳明病外证如何……身热，汗自出，不恶寒，反恶热也"（第182条），其属阳证，则更加显而易见。病入三阴，人体抵抗力较弱，正邪交争不明显，故多为无热而寒的阴寒证，症见太阴"腹满而

吐……自利益甚"（第 273 条）；"少阴病，下利……恶寒而踡
卧……"（第 288 条）；厥阴"脉微而厥"（第 338 条），等等。
以上皆言其常，但常中有变，如太阳病证初期，也可有一个短
暂的"未发热"过程（阶段），此时虽未发热，但必有恶寒。
正如"太阳病……或未发热，必恶寒，体痛，呕逆，脉阴阳俱
紧者，名为伤寒"（第 3 条），其病仍属阳证，不得以"无热恶
寒者，发于阴"看待。又如少阴虚寒证，应不发热，但"少阴
病，始得之，反发热，脉沉者，麻黄细辛附子汤主之"（第 301
条），则属表里同病，阴阳互见，非单纯阳证邪实可比。再如
厥阴病，厥热胜复时，亦有发热，仍然属于阴证，亦不得以
"发热恶寒者，发于阳"而论。故临床当通常达变，随证而辨，
不可拘泥。

　　总之，正与邪从正虚邪实这个意义上说，正邪称虚实。正
与邪的关系是对立统一的关系。张仲景在"正气存内，邪不
可干"（《素问·刺法论》）和"邪之所凑，其气必虚"（《素
问·评热病论》）的思想影响下，明确指出："不遗形体有衰，
病则无内入其腠理。"这就是说，正虚是根据，是内因；邪侵
是条件，是外因，外因通过内因而起作用。而病证是正邪相争
的反映，并常通过正虚即寒、邪实而热以掌握之，从而促使邪
正矛盾的转化，达到治病预防保健的目的。

　　其三，标与本。《素问·至真要大论》曰："是故百病之
起，有生于本者，有生于标者……故曰：知标与本，用之不
殆……夫标本之道，要而博，小而大，可以言一而知百病之
害……察本与标，气可令调……"由此可见，在辨证和"治病
必求于本"中，分清标本之重要意义。本是病证的实质，由于

它的存在决定着标，是其矛盾的主要方面；标则为其病证的表象，是其矛盾的非主要方。因此，标本一致，则病证易辨；反之，标本不一致，病证就难辨。例如："少阴病，下利清谷，里寒外热，手足厥逆，脉微欲绝，身反不恶寒，其人面色赤，或腹痛，或干呕，或咽痛，或利止脉不出者，通脉四逆汤主之"（第317条）。这里的"里寒外热"是少阴病阴盛格阳证的病机与证候特点。"里寒外热"实际上是内真寒而外假热，少阴阳气大虚，阴寒内盛，故见下利清谷、手足厥逆、脉微欲绝等里寒证；而虚阳被阴寒之邪格拒于外，故又见身反不恶寒、其人面色赤等外热证。

　　总之，标与本很重要，在《内经》，不仅《素问》有"标本"专篇，而且《灵枢·病本》也有阐明。因此，它的概念颇为广泛，外感内伤、新病痼疾、寒热虚实等，皆可以标本统之。标与本的关系就是现象与本质的关系，标本一致，则病证易辨；而标本不一致，表现为假象的病证则难辨。在辨证中，必须认清标本才能辨明真假，透过现象，抓住本质。

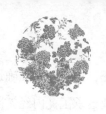

# 三阳三阴辨证的层次

三阳三阴辨证的层次研究也比较多，有学者将六经病证分为阳经病和阴经病两大类，阳经病包括太阳病、阳明病和少阳病，阴经病包括太阴病、少阴病和厥阴病。太阳病为表，在最浅层，阳明病为三阳之里，少阳病居于半表半里；三阴病居里，而太阴为三阴之表，厥阴为三阴之里。在每一经病中又有经证和腑证之分，而同是经证或腑证，又有不同的深浅层次，即伤寒——六经——经证和腑证——经证分为中风和伤寒，腑证又分为在手经、在足经——经证的中风、伤寒又分为轻重、深浅层次，腑证又分为寒热、虚实不同证型。有人根据数学聚类分析的原理，提出六经辨证分三个基本步骤进行：首先根据疾病的阴阳属性分阴阳两类，从而将诊断确立于三阴或三阳之中。接着根据疾病的病位不同，采取纳入法或排除法，明确病发于何经，进一步缩小诊断目标。最后根据阳经之在经、在腑或阴经之寒化、热化，以及兼证、杂证的有无，最终确定其病证类型及选方用药。此法在辨证过程中逐步缩小诊断目标，同时明确病性、病位、病证，最终能够准确地选方用药。一些学者研究指出，仲景全面地继承了《内经》阴阳学说，创造性地把"一分为二"与"一分为三"有机地结合，指导临床辨证。"一分为三"的辨证方法贯穿于全书理、法、方、药之中。人体在纵横方向上各呈现三个层次系统，《伤寒论》从横向看，由外至内，把人体划分表、半表半里、里共三层，而不是只有阳为表，阴为里两层。太阳主表，少阳居半表半里，阳明为里。三阳经属六腑而络六脏，三阴经属六脏而络六腑，其四肢百骸、五官九窍、筋脉皮肉、毛发爪甲亦各有脏腑归属，形成人体三个有序的层次系统；从纵向看，《伤寒论》又把人体划分为上焦、中焦、下焦三部分，而不仅是上下两部分，心肺居上焦，脾胃处中焦，肝、肾、膀胱及大小肠在下焦。如此纵横交错，形成一个立体的网络模式，互相联系，共为一个整体。也有人认为六经辨证是将外感热病划分为太阳、阳明、少阳、太阴、少阴、厥阴六个病理阶段，然后根据各个病理阶段的症状及病机特点，分别列出方证，进行治疗。六经辨证首先要辨明病在三阳三阴何经，各经之中再分表里，表里之下各有寒证、热证，寒热之下又各有虚证、实证，六经辨证与八纲辨证二者结合使六经辨证条理分明，层层深入，也使较为空泛的八纲辨证成为可以据以立法处方的论治依据：即阴阳辨证是六经辨证的总纲，表里辨证是六经辨证的重要组成部分，寒热辨证是六经辨证的体现，虚实辨证是确定最后治疗原则的关键。六经中蕴含了八纲中的表里纲，同时又以表里作为六经的基础。表里纲中表里是最抽象、最单纯的关系，它潜在地包含着更深层的关系与属性。六经是表里的深入与展开，它保持了八纲中其他六纲的原貌，而对表里进行再造，并通过这种再造使得抽象的八纲与具体的脏腑、经络密切相关，囊括了脏腑、经络辨证的基本内容，同时注意到了外感病邪由浅入深侵害人体的层次性，并从这一角度说明不同层次的特点及传变规律。一些学者提出仲景是按照认症、识病、辨证三步来进行的。运用这三步，是进行辨证论治的基础。部分专家认为伤寒六经辨证用三阳三阴六个层次阐释以风寒所引起外感热病的病位、病理及发展传变等，试图通过梳理六经的内容，归纳出病期、病位及病性三大基本要素，以其分析和组合来反映外感热病寒温统一的证候及病理，再由三维来确定证型和病机。

# 辨 证 纲

《素问·阴阳应象大论》曰："善诊者，察色按脉，先别阴阳。"《伤寒论》三阳三阴辨证也不例外。《伤寒论》将阴阳学说发挥得更为明确、具体，与临床实践结合得更为紧密了。将复杂万变的证候和脉象，分析归纳为阴性和阳性两个大纲，并把其放在第一层次，辨证纲以决定论治方针。朱肱强调表里、虚实、阴阳是伤寒辨证的大纲，尤其是阴阳两纲最为重要。因此，对一个病证分清了阴阳，就明确了病机性质和治疗的大方向，方向对头虽不中不远矣，方向错了就根本错了。"治伤寒需识阴阳二证"，这不仅是由《伤寒论》分三阳三阴所决定，并且由"病有发热恶寒者，发于阳也；无热恶寒者，发于阴也"所决定。发于阳、发于阴是辨外感病阴证、阳证的总纲，如：《金匮玉函经》把该条列为"辨太阳病形证治上"的首条，《伤寒溯源集》列为"阴阳发病六经统论"首条，湖北中医药大学编写的《伤寒论选读》、南京中医药大学编写的《伤寒论教学参考资料》则明确列为"总纲"条。疾病产生的原因是多方面的，所反映的证候是复杂的，无论证候变化多端，概可以阴阳属性为中心归纳，而阴阳又为辨证的总纲。如表、上、热、实属阳；里、下、虚、寒属阴。《素问·阴阳应象大论》曰："水火者，阴阳之征兆也。"火性热而兴奋，"上行外达"为阳；水性寒而抑制，"内行下达"则为阴。故发热恶寒多属阳病，无热恶寒多归阴病。这是把复杂的临床证候高度概括，可谓执简驭繁。张景岳曰："伤寒纲领，惟阴阳最要，此而有错，必致杀人。"故三阳三阴辨证的总纲，作为辨证的第一层次，以体现"谨察阴阳所在而调之，以平为期"，即中医以恢复机体阴阳自稳态调节为目标、为总法则。

# 辨 证 类

《伤寒论》辨证论治过程中，在明确证纲的前提下，再辨证候类型。不同阶段，如潘澄濂所言："同一阳性症征和阴性症征里面，它所表现的寒热虚实，在程度上必有轻重的不等。"

即通过大量临床资料，对发病病机、症状等进行比较，将伤寒分为既有相对独立性、又有联系的六大证类：即太阳病、阳明病、少阳病、太阴病、少阴病、厥阴病，以决定治疗的大法则，如解表、温里等。

## 1. 太阳病

太阳病的主要证候，归纳起来就是：发热、恶寒、头项强痛、有汗或无汗、脉浮缓或浮紧等，只要具备这几个主要证候，就统谓之太阳病。这些证候都表现在肌表，所以它的病位是在"表"。恶寒为太阳病必见之症，太阳病的性质属于"阳"。这些证候常见于外感热性病初期，所以太阳病又是一般外感热性病初期的一个证类。这个证类的主证虽有限，但伴随主证而出现的兼证和变证是极其复杂的，因此太阳篇在《伤寒论》中占有最大的篇幅。这里只是提到一个简单的概念而已。

## 2. 阳明病

阳明病的主要证候是：身热、汗出、不恶寒、反恶热、燥渴、便闭、谵语、脉洪大或沉实等。这些证候为病势集结于内脏器官的表现，所以病位在"里"。五六日甚至十余日不大便，所以它的性质属于"实"。这些证候多见于急性热病的极盛期，所以阳明病又是代表一般热性病极盛期的一个证类。

## 3. 少阳病

少阳病的主要证候是：往来寒热、胸胁苦满、心烦喜呕、口苦、咽干、目眩等。这些证候的病势集中于膈膜附近，躯壳之内，脏器之外，所以病位在"半表半里"。这些证候较太阳病重，较阳明病轻，所以在性质上属"实"、属"热"。但由于这些证候既不是纯表证，也不是纯里证，因此在治法上既不可发汗，也不可攻下，而是采取一种"和解"的方针。

### 4. 太阴病

太阴病的主要证候是：腹满、呕吐、食不下、自利、腹痛、手足温等。病势集结的部位与阳明病相同，所以为在"里"。但这些证候是消化机能衰退、肠管吸收机能不振的现象，所以它的性质恰与阳明病相反，而属"虚"、属"寒"。太阴病篇只有八条，在全部《伤寒论》三阳三阴病证中所占篇幅最少，因为太阴病需要与阳明病做细致的鉴别，所以有些条文列于阳明病篇中。

### 5. 少阴病

少阴病的主要证候是：脉微细、但欲寐、恶寒、蜷卧、下利、手足厥冷等。显然，这些证候已是心肾机能衰退的现象，所以病情属"虚"、属"寒"。下利为内部虚寒，所以少阴病属"里"，但它较太阴病病势更进一层，已由内部虚寒而发展为全身虚寒（手足厥冷等）。病到少阴，已是相当严重的阶段，所以少阴篇中有不治、恶化、死证若干条。

### 6. 厥阴病

厥阴病的主要证候是：消渴、气上撞心、心中疼热、饥不欲食、吐蛔、下利、热厥进退等。这些证候为疾病末期机体抵抗力与疾病做生死斗争的现象。假如热多于厥，则机体抵抗力有战胜疾病的希望；假如厥多于热，则为机体抵抗力不胜疾病的现象；假如厥而不还，那便是死证。因而厥阴病总属于"里""虚""寒"；但就厥与热互相消长的现象来看，也有一种半表半里的趋势。

临床表现是复杂的，"合病""并病"也不少，似是而非的混合证类广泛存在。

# 辨 证 型

辨证型，即辨病变的核心——病位与病性。

对于《伤寒论》来说，其条文贯穿有是证用是方或是法或注意点的辨证施治原则，说明《伤寒论》认识疾病在于证，只言方药，不看其证，就会背离《伤寒论》的精神。方证治法是《伤寒论》的精华和灵魂。《伤寒论》所说的证，可以是一个病或多种病共见的一组症状，是一个宏观综合证候群。这个证候群是自觉和他觉的客观和主观的综合病理状态，这个证候群可以用"证型"简而概之，而"证型"为病位证素与病性证素的综合体，只有极个别证型只有病位或只有病性证素。临床用时既要识常，又要识变。有是证，用是药，用是法，随证治之，但又不是刻舟求剑、按图索骥、对号入座，须融会贯通，活学活用。对于《伤寒论》中一些条文只列一个症状或脉象就出方药或治法或注意点的，就需要"以方测证""以法测证"，或参历代先贤认识综合分析，或前后条文贯通，以使临床表现更加全面。

《伤寒论》中有"桂枝证"（第34条）、"柴胡证"（第101条）等之称，是以方名证的实例。后世医家在此基础上提出《伤寒论》113方都是"证以方名，方出证立，有一证必有一方，有是方必有是证，方证一体"。对于恰如其分的方证，仲景常在某证后书以"某某方主之"，"主之"含有方证相合、某证必用某方之意。例如："太阳病，头痛，发热，汗出，恶风，桂枝汤主之"（第13条）。"太阳病，头痛发热，身疼腰痛，骨节疼痛，恶风，无汗而喘者，麻黄汤主之"（第35条）。"伤寒六七日，发热，微恶寒，支节烦疼，微呕，心下支结，外证未去者，柴胡桂枝汤主之"（第146条）。对于方证基本相符，可酌用此方的，常在某证后书以"宜某某方"。例如："阳明病，脉迟，汗出多，微恶寒者，表未解也，可发汗，宜桂枝汤"（第234条）。"二阳并病，太阳证罢，但发潮热，手足漐漐汗出，大便难而谵语者，下之则愈，宜大承气汤"（第220条）。"太阳病，发热汗出者，此为荣弱卫强，故使汗出，欲救邪风者，宜桂枝汤"（第95条）。对于方证基本相符，可以用此方的，常在某证后书以"可与某某方"。例如："发汗后，不可更行桂枝汤，汗出而喘，无大热者，可与麻黄杏仁甘草石膏汤"（第63条）。"伤寒五六日，头汗出，微恶寒，手足冷，心下满，口不欲食，大便鞕，脉细者，此为阳微结，必有表，复有里也……可与小柴胡汤"（第148条）。"太阳病，下之后，其气上冲者，可与桂枝汤"（第15条）。

在掌握《伤寒论》方证等内容的基础上，临床上传承使用仲景方时，其所对之"证"的辨析，可不必拘泥于论中所及之证候，只要所揭示的疾病本质与该方证、法则、注意点的基本病位、病性即证素相同，就可运用该方、该法、该注意点，这就是《伤寒论》辨证方法的发挥应用。

总之，《伤寒论》三阳三阴体系中，三阳病、三阴病只是辨证的纲与类，表示总的发病部位与所属脏腑经络的病理变化及其疾病演变和规律，而重心在于"观其脉证，知犯何逆，随证治之"，即论述三阳三阴病中的各种证候以确定治疗原则与遣方用药，故第三层次辨证型是《伤寒论》的核心，是《伤寒论》传承的活灵魂。而实际临床上，患者的表现是千变万化的、单一的，常规的表现少，而相兼的、变化的多，在治疗上要活，抓主要矛盾，针对病证标本，要通常达变。《素问·标本病传论》曰："病有标本……标本相移……知标本者，万举万当，不知标本，是谓妄行。"

# 三阳三阴辨证的实质

三阳三阴辨证实质的研究目前主要有以下几种观点：

其一，生理病理论。如三阳三阴辨证是在《内经》整体观念的指导下，将阴阳学说、经络学说、脏腑学说、气化学说以及病因、病位与病机学说等融汇为一体的"六经学说"。三阳三阴病的证类是人体在致病六因的作用下引起的三阳三阴之相关的脏腑、气化、经脉以及津精、气血、阴阳失调的综合体现，不能孤立地看待，更不能简单地理解为经脉之病。梁华龙等经过对《伤寒论》原文的深入研究，论证了定因、定性、定位、定量、定时、定势的六种因素分析是六经辨证的实质，并且进一步提出六经病辨证实质上是对疾病不同阶段的综合性认识，它包括了机体正气的盛衰、内外邪气的强弱、机体的反应程度、病情的转归趋势以及体现在外表的各种表象的综合。太阳、阳明、少阳、太阴、少阴病提纲所述证候，均较明确地提示了各自的病理性实质，惟厥阴病所论证候不甚明了，以致历代医家众说不一，莫衷一是。同时，六经是基于对人体生命活动总体认识的全方位的时空概念，阴阳是生命活动的发动中心，阴阳变动既驱动整个机体的生命过程，又与外环境密切相关，统一于自然界的大环境之中。六经病理的中心环节是营卫失常，六经通过"开""阖""枢"作用控制和调节营卫在人体各部位量的虚盈分布和功能效应，六经病的实质是六经的"开""阖""枢"功能失常，导致营卫失调，并造成脏腑、气血、津液功能紊乱。姜维民在《伤寒泰斗刘渡舟教授治学思想探要》一文中指出六经的实质是经络、脏腑、气血的统一体。

其二，阴阳核心论。《伤寒论》是以阴阳学说为核心，创立了以三阳三阴功能活动为主体的人体功能模型，该模型将人视为一个巨系统，三阳三阴是该巨系统的六个功能性子系统，每一子系统都包含自身的要素、结构、功能、环境，各子系统之间相互联系，相互作用，它们形成的人体巨系统又与外部环境相互联系、相互作用。这种模型强调人的功能性，它把每一系统的内部结构和由其形成的巨系统结构都理解为功能性的。同时，这种功能性结构又是自己建立、自己维持的，它具有"阴阳自和"的自组织性。

其三，传变观。六经证治既突出了经络辨证论治的原则，又强调疾病的传变规律，既联系于经络、脏腑，又贯穿着八纲的理论，是对经络学说创造性的灵活运用。六经辨证实质是以经络辨证为基础，围绕着六经各经分证的证候特点为定位"指数"，结合受邪深浅、寒热趋向、正邪消长等因素的影响而求疾病在病程中不断发生位置的改变，从而通过"指数"的审定，定出它们的位置，而达到指导辨证，评定传变，掌握顺逆之目的。提出《伤寒论》的"三阳三阴"是一个"时序"

概念，并与空间病位相关联，因而认为"六经病"是张仲景对外感热病的一种时间分类方法，可揭示外感热病的发生、发展、转归与时间之间的某种内在联系。《伤寒论》中原本以太阳、少阳、阳明、太阴、少阴、厥阴"三阳三阴病"立论，分析了外感热病一系列病理变化及其传变规律。

其四，方证论。三阳三阴辨证即六经辨证，实际上就是在辨三阳三阴六系统病变的基础上，参照患者不同的体质类型所进行的方剂辨证，即"辨方证"。

其五，综合征说。伤寒六经病变之实质为六类综合征，太阳病、阳明病、少阳病、太阴病、少阴病、厥阴病的实质分别是毒血症、菌血症、全身炎症反应综合征（SIRS）、弥散性血管内凝血（DIC）、休克、多器官功能障碍综合征（MODS），《伤寒论》对其辨证论治等分别进行了论述。

其六，证—证候群说。"太阳病""阳明病"中的病，实际上可以看成是综合病邪性质、正气变动、病变病位、基本病机诸多因素的、有特定内涵的"证"，因此后世也有称之为"太阳证""阳明证"者。另如"桂枝证""柴胡证"等，则是明确的证，只是以主治方剂来命名。仲景方中的"证"是有特定意义的"证候群"。

其七，本证—兼证—类似证辨证说。仲景六经辨证主要指的是本证辨证、兼证辨证、类似证辨证，只有从此三方面入手研究六经辨证，才能真正抓住六经辨证的基本概念和精神实质，才能使六经辨证发扬光大。

总之，先贤对于三阳三阴实质的认识歧义颇多，据梁华龙《伤寒论研究》第四章之第四节归纳，分为四类，共计四十六种观点：

第一类，生理病理说。脏腑；经络；气化；脏腑经络结合；脏腑经络气化综合；地面经界；层次；部位；正邪阶段；病理层次；阴阳消长或胜复；阴阳离合。

第二类，临床病证说。八纲属性；三焦部位；六经病；证候群；证候抽象；阴阳概念综合体；性位向量；辨证结合纲领；疾病类型分期；规律环节。

第三类，现代科学说。兴奋－抑制；病理神经活动；生理病理；理论模型；理想模型；阴阳体质；系统要素；集合元素；多级多路立体；应激；信息数学；逻辑学；时间生物学；二值逻辑；模糊聚类；人体反应状态；抗损伤反应。

第四类，治法及杂说。治法；救误说；六经非经论；《周易》太极；哲学；六经"三论"。

笔者认为，必须从原文看三阳三阴证的实质。从原文看，三阳三阴证的实质主要为辨病位、病性。理由有三：

首先，从《伤寒论》序看，其言"夫天布五行，以运万类，人禀五常，以有五脏。经络府俞，阴阳会通……"于此不难看出，脏腑、经络、阴阳在《伤寒论》中所居重要位置，提示在全书中有纲领性的意义，并为其实质而贯穿全书始终，尤其阴阳。黄竹斋在注序时明确指出："阴阳，表里六经也。"

其次，从《伤寒论》看，其之分三阳三阴辨证，以阴阳贯穿全书，所以《伤寒论》每篇首，都载有"辨某病脉证并治"。这就说明六经辨证，其主要根据则是来源于三阳三阴所分属脏腑经络的病理变化反映于临床的各种证候和脉象等。因此，对其病位之分表里上下、病性分寒热虚实等加以分析归纳，辨为某病证，这是《伤寒论》的主要内容，也是六经辨证的重要依据和实质。例如：

病性："……发热恶寒者，发于阳也，无热恶寒者，发于阴也"（第 7 条）。"太阳之为病，脉浮，头项强痛而恶寒"（第 1 条）。"阳明之为病，胃家实也"（第 180 条）。"少阳之为病，口苦，咽干，目眩也"（第 263 条）。"太阴之为病，腹满而吐，食不下"（第 273 条）。"少阴之为病，脉微细，但欲寐也"（第 281 条）"厥阴之为病，消渴，气上撞心……食则吐蛔，下之利不止"（第 326 条）。"太阳病，发热恶寒，热多寒少"（第 27 条）。"……寒多热少，阳气退，故为进也"（第 342 条）。"少阴病，下利清谷……里寒外热，手足厥逆……通脉四逆汤主之"（第 317 条）。"发汗后，恶寒者，虚故也；不恶寒，但热者，实也"（第 70 条）。"……下之若早，语言必乱，以表虚里实故也"（第 217 条）。

病位：①表里："……其小便清者，知不在里，仍在表也"（第 56 条）。②上下："太阳病六七日，表证仍在……其人发狂者，以热在下焦……下血乃愈"（第 124 条）。③脏腑："肝乘脾"（第 108 条），"心动悸"（第 177 条），"胃气不和"（第 29 条），等等。

其三，从《金匮要略》看，其首列《脏腑经络先后病脉证第一》，开宗明义，提示本篇论述脏腑经络先后病脉证，属全书概论性质；提示脏腑经络在全书具有纲领性的意义。这里的"全书"含有《伤寒论》，因两者原为《伤寒杂病论》一书，因此，"脏腑经络"不仅对杂病有指导意义，对《伤寒论》亦有指导意义。李培生主编的《伤寒论讲义》说："因为脏腑是人体机能活动的核心，脏腑机能活动必然会影响全身各部，而全身各部之机能活动也必然从属或影响脏腑，所以脏腑的病变应从多方面的因素来进行研究。经络根源于脏腑，网络全身，运行气血，既有独立的功能，又有从属脏腑的一面"。因此，三阳三阴辨证与脏腑经络密不可分。例如："太阳病，发汗后，大汗出，胃中干，烦躁不得眠，欲得饮水者，少少与饮之，令胃气和则愈"（第71条）。"伤寒发热，啬啬恶寒，大渴欲饮水，其腹必满，自汗出，小便利，其病欲解。此肝乘肺也，名曰横，刺期门"（第109条）。

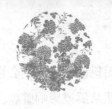

# 三阳三阴病证的传变

关于三阳三阴病证的传变，学者们的观点也不尽相同：

其一，临证灵活说。六经传变理当知常达变，全在医者临证灵活，不可拘于"一日太阳，二日阳明……"之说而自锢手脚。六经传变就是六经病证过程中的发展和转化，即由这一经病证发展、转化成另一经的病证，又称为"传经"，即经脉的传变。传经与否取决于受邪的轻重、病体的强弱和治疗措施是否得当这三个方面的因素。

也有人研究患者得病后，随其正气的强弱、体质的寒热、感邪的轻重、治疗的当否、有无宿疾等不同情况而出现不传经而愈，或传经（顺经传、隔经传、表里传），或直中，或合病、并病，或坏病而加重，乃至危殆等变化。

其二，传变规律说。伤寒六经病变有循经传、越经传、本经自病、直中、合病、并病等。另有学者提出六经病的传变是以五运之生克制化转归为前提，以病证的客观势态为依据，一经之病就有一经之变，总在变好、变坏两端体现。手三阳从手走头，足三阳从头走足；手三阴从胸走手，足三阴从足走胸，这才是六经的路径。至于"一日太阳"至"六日厥阴"，那是按太极阴阳的方位所排列的六个序号，非为六经受病后的传变路径。不明一日至六日是指序号这一点，而把太阳、阳明、少阳、太阴、少阴、厥阴作为疾病顺传的传变路线，好像疾病是按规定方向传变的，不是客观实际的反映。这种认识正是宋本《伤寒论》所造成的注文过失，非为《内经》和仲景的原意。有人通过对陈士铎伤寒思想的研究，认为陈士铎在研究张仲景伤寒的基础上，明确提出了伤寒在经脉之间的四种传变，即顺经传、过经传、隔经传、两感传。张星平等提出伤寒之为病，乃风寒之邪袭人，其中伤必沿外体躯壳之三重（太阳、阳明、少阳），内脏次第三层（太阴、少阴、厥阴），逐层而渐进，而六经又各主其所，故伤寒病尤应以六经为纲。

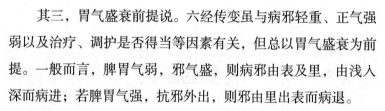

其三，胃气盛衰前提说。六经传变虽与病邪轻重、正气强弱以及治疗、调护是否得当等因素有关，但总以胃气盛衰为前提。一般而言，脾胃气弱，邪气盛，则病邪由表及里，由浅入深而病进；若脾胃气强，抗邪外出，则邪由里出表而病退。

其四，证候病机反映说。从疾病病机角度阐发了三阳三阴病证的传变关系是通过证候病机反映出来，以正邪盛衰为基础，以病因、病性、病位、病形和病势为具体表现，不仅从时间上明确了"合病""并病"病机的传变特点，而且在空间上指出了疾病病机演变的多向性和复杂性，突出了"观其脉证，知犯何逆"的随机辨证思维。病机任何一项构成的变化，都不是孤立的、纯粹的，而是相互关联的，病因的变化可能同时出现病位的变化，病位的变化可能同时发生病性的变化，疾病病机的传变关系是通过具体构成要素的变化把握疾病过程总体病机的彼此演变，而以证候病机为具体表现形式。

其五，体质决定说。梁华龙认为体质在疾病的传变中十分重要：首先，体质决定疾病传变与否；其次，体质决定疾病传变趋向；第三，体质决定疾病传变的性质。

其六，邪正斗争说。六经传变是邪正这一对矛盾互相斗争的结果，正邪双方盛衰在"量"上的对比是决定传变与否的重要因素，但就其发展转化的趋向而论，又与正邪本身所固有的运动特性有关。

其七，脉象反映说。徐剑秋等认为脉象是病理变化的外在表现，除特殊情况下，脉象总是如实地反映着机体的病理状态。因此，观察脉象的动态，可及时了解病情的趋向和传变。

36

# 传变的意义

传是指病证循着一定的趋向发展，变则是指病证在某些特殊条件下不循一般规律而发生性质的改变，但传变常互称。前者如："伤寒二三日，阳明、少阳证不见者，为不传也"（第5条）；"本太阳病不解，转入少阳者……与小柴胡汤"（第266条）。后者如："伤寒三日，三阳为尽，三阴当受邪，其人反能食而不呕，此为三阴不受邪也"（第270条）；"本太阳病，医反下之，因而腹满时痛者，属太阴也，桂枝加芍药主之"（第

279 条）。总之，一般而论，凡病邪侵袭，正虚邪盛，则病证在病位方面由表入里，自上而下。《灵枢·百病始生》曰："此邪气之从外入内，从上下也。"在病性方面由阳转阴，由热转寒，由实转虚。若正气恢复，驱邪外达，则病证自里出表，由下而上，从阴转阳，从寒转热，从虚转实，皆称传变。所不同的是，属邪盛正衰则病进，如："伤寒厥四日，热反三日，复厥五日，其病为进。寒多热少，阳气退，故为进也"（第342条）。属正胜邪退则病去，如："伤寒病，厥五日，热亦五日，设六日当复厥，不厥者自愈"（第336条）。

# 传变的因素

传变与否，因素主要有三：

其一，正气的盛衰（含体质的强弱）。正气充足，抗邪有力，则邪气不能内传；若正气衰弱，则易致邪内传。若邪气已内传，但如正气恢复，已具驱邪外出之力，则可使病证从阴转阳、由里出表等。

其二，邪气的轻重（含邪的性质）。若感邪重，邪性急，则外邪直中而入；若邪气不甚，或正邪相持，虽已内传，亦可外出。前者如："自利不渴者，属太阴，以其脏有寒故也，当温之，宜服四逆辈"（第277条）。后者如："阳明病，胁下鞕满，不大便而呕，舌上白苔者，可与小柴胡汤。上焦得通，津液得下，胃气因和，身濈然汗出而解"（第230条）。

其三，治疗的当否。在疾病发展的过程中，是否行使正确的治疗，关系到病证的传变与否和传变的趋向。治疗得当，则如："太阳病，初服桂枝汤，反烦，不解者，先刺风池、风府，却与桂枝汤则愈"（第24条）。又如："病人脏无他病，时发热，自汗出而不愈者，此卫气不和也。先其时发汗则愈，宜桂枝汤"（第54条）。治疗不当，则如："太阳病，发热而渴，不恶寒者，为温病。若发汗已，身灼热者，名风温……一逆尚引日，再逆促命期"（第6条）。又如："太阳病三日，已发汗，若吐、若下、若温针，仍不解者，此为坏病，桂枝不中与之也。观其脉证，知犯何逆，随证治之"（第16条）。

# 传变的方式

传变的方式主要依据正邪双方斗争的力量而分"合病""并病"和"直中"三种。"合病""并病"主要指邪侵正抗和正邪相持而表现出的六经病，既可以单个为病，又可以两经或三经合并为病。"合病"是指两经或三经同时发病，无先后次第之分，如太阳与阳明合病（第32、33、36、179条），太阳与少阳合病（第172条），阳明与少阳合病（第256条），三阳合病（第268条）。"并病"则是指一经的病证未罢，而另一经病又起，有先后次第之分，如太阳与少阳并病（第142、

150、171 条）等。前者合病多属原发，其势较急；后者并病多属继发，其势较缓。"直中"主要指邪盛正衰，抗邪无力，病邪才得以越过阳经直中阴经而发病。因此，凡属直中者，病势急、病情重。

总之，虽如日本学者藤平健所说："疾病无时不在发生演变，不管是阴病病位还是阳病病位都有可能出现横跨其他病位的情况。"但是，我们在辨证诊疗的过程中，在宏观把握疾病的动态演变规律基础上，必须对患者的临床表现用相对静止的观点进行病位、病性的辨证分析。

上篇 《伤寒论》三阳三阴辨证的文献研究

# 十纲在《伤寒论》辨证中的体现

"八纲"（阴、阳、表、里、寒、热、虚、实）增加"上下"两纲即为"十纲"。早在20世纪八九十年代，家父樊哲老中医即分别在《陕西中医学院学报》1987年第2期《论八纲增上下两纲》，《陕西中医》1988年第9期《伤寒论中十纲学说初探》，《甘肃中医学院学报》1992年第1期《试论十纲辨证体系在〈临证指南医案〉中的运用》论文中论述之。另外，"八纲"增加"上下"两纲为"十纲"也是对赫尔凌痉愈定律的引申。十纲对八纲内容来说，不是否定而是肯定；是《内经》十纲在新历史条件下的重复、完善和提高。而八纲辨证是中医辨证的纲领，是用于分析各种疾病共性的辨证方法，在诊断过程中能起到执简驭繁、提纲挈领的作用。所以，六经辨证与十纲辨证的关系，前者是《伤寒论》辨证论治的纲领，后者是一切辨证方法的总纲。从这个意义上说，六经辨证从属于十纲，但两者关系密不可分，几乎为相辅相成，有互补之妙。

一般说来，《伤寒论》六经中太阳、少阳、阳明称三阳，太阴、厥阴、少阴则称三阴。从病的属性说，三阳病多属于表、上、热、实证，概为阳证；三阴病则多属于里、下、寒、虚证，概为阴证。从邪正盛衰的关系来讲，三阳病多表示患者正气盛，抗病力强，邪气实，病情一般都呈现亢奋的状态；三阴病则多表示患者正气衰，抗病力弱，病邪未除，病情都呈现虚衰的状态。"病有发热恶寒者，发于阳也；无热恶寒者，发于阴也"，此即三阳三阴病证与十纲中阴阳总纲的关系。

表里上下（出入升降）是分析病位（病势）的纲领。表里则如："伤寒，不大便六七日，头痛有热者，与承气汤。其小便清者，知不在里，仍在表也，当须发汗……宜桂枝汤"（第56条）。上下则如："……此为热入血室。无犯胃气，及上二焦，必自愈"（第145条）。"……理中者，理中焦，此利在下焦，赤石脂禹余粮汤主之"（第159条）。

寒热虚实是辨别病性的纲领，如："脉浮而迟，表热里寒……四逆汤主之"（第225条）。又如上热下寒证见"伤寒，胸中有热，胃中有邪气……黄连汤主之"（第173条）。虚是指正气虚，实是邪气实。辨正邪的虚实是治疗时选择扶正或攻邪的关键，如："发汗后，恶寒者，虚故也；不恶寒，但热者，实也"（第70条）。前者为汗后阴阳两虚之证，治疗当选用芍药甘草附子汤以顾其虚；后者为汗后邪盛内传之里实证，故选用调胃承气汤以攻其实。

上述例证说明十纲辨证贯穿于六经病证治之中。而且十纲辨证论治时刻体现以"阴平阳秘，精神乃治"为最终追求目的，以"谨察阴阳所在而调之，以平为期"为根本治疗大法。十纲概要示意图如图1：

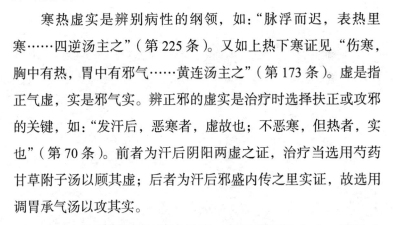

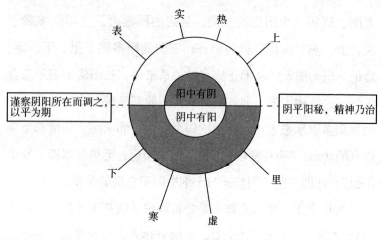

图 1　十纲概要示意图

# 吴鞠通倡三焦辨证，补六经辨证之不足

吴鞠通依据《内经》对三焦部位的论说，并结合自身对温病实践的体会，纂成《温病条辨》一书，倡论三焦辨证，补充六经辨证之美中不足：

首先，在体裁上，吴氏在《温病条辨·凡例》第一条明确指出："是书仿仲景《伤寒论》做法，文尚简要，便于记诵。"而书分六卷，立法265条，附方208首。进而以上中下三焦为纲，病名为目，分别论述"温病者，有风温、有温热、有温疫、有温毒、有暑温、有湿温、有秋燥、有冬温、有温疟"。

其次，在宗旨上，《温病条辨·凡例》第二条开宗明义："是书虽为温病而设，实可羽翼伤寒……"第八条又言："《伤寒论》六经由表入里，由浅及深，须横看；本论论三焦由上及下，亦由浅入深，须竖看。与《伤寒论》为对待文字，有一纵一横之妙……而万病诊法，实不出此一纵一横之外。"

其三，在辨证与传变上，以上中下三焦辨证与传变。一般如吴鞠通所言："温病由口鼻而入，鼻气通于肺，口气通于胃，肺病逆传，则为心包；上焦病不治，则传中焦，胃与脾也；中焦病不治，即传下焦，肝与肾也。始上焦，终下焦。"

其四，在论治上，《温病条辨·治病法论》指出"治上焦如羽（非轻不举）"，即如桑菊、银翘、栀豉之类；"治中焦如衡（非平不安）"即如白虎、承气之类；湿热为患则用王氏连朴饮；"治下焦如权（非重不沉）"，即如诸甲复脉、大小定风珠之类。同时，吴氏强调指出"治上不犯中，治中不犯下"之戒。

其五，在评语上，征保在《温病条辨·序》中说："此编之羽翼长沙，而为长沙之功臣。"朱彬在该书序中说："仲景为轩岐之功臣，鞠通亦仲景之功臣也。"方药中等指出："《温病条辨》也算得是最系统，最完整的一部，因此，堪称为'羽翼伤寒'之作。"

其六，继承创新，弥补仲景《伤寒论》之未备。例如：《伤寒论》论热厥，主要是"……厥深者热亦深，厥微者热亦微。厥应下之……必口伤烂赤"（第335条）。"伤寒，脉滑而厥者，里有热，白虎汤主之"（第350条）。而《温病条辨·上焦篇》第17条条文下注解中明确指出："再热厥之中亦有三等：有邪在络居多，而阳明证少者，则从芳香，本条所云是也；有邪搏阳明，阳明太实，上冲心包，神迷肢厥，甚至通体皆厥，当从下法，本论载入中焦篇；有日久邪杀阴亏而厥者，则从育阴潜阳法，本论载入下焦篇。"《温病条辨·上焦篇》第17条曰："邪入心包，舌蹇肢厥，牛黄丸主之，紫雪丹亦主之。"《温病条辨·中焦篇》第6条曰："阳明温病，面目俱赤，肢厥，甚则通体皆厥，不瘛疭，但神昏，不大便七八日以外，小便赤，脉沉伏，或并脉亦厥，胸腹满坚，甚则拒按，喜凉饮者，大承气汤主之。"《温病条辨·下焦篇》第14条曰："下焦温病，热深厥甚，脉细促，心中憺憺大动，甚则心中痛者，三甲复脉汤主之。"可见，吴鞠通执简驭繁地将热厥以三焦分类，上焦热闭心包之厥，中焦阳明热深甚之厥，和下焦肝肾阴亏之厥，并提出具体的治法。再如《伤寒论》对阴黄的论述有："伤寒脉浮而缓，手足自温者，是为系在太阴。太阴者，身当发黄，若小便自利者，不能发黄"（第187条）。"伤寒发汗已，身目为黄，所以然者，以寒湿在里不解故也。以为不可下也，于寒湿中求之"（第259条）。仲景对阴黄的论述比较简单，而且没有具体的治疗方药。而《温病条辨·中焦篇》第46条指出："足太阴寒湿，四肢乍冷，自利，目黄，舌白滑，甚则灰，神倦不语，邪阻脾窍，舌蹇语重，四苓加木瓜草果厚朴汤主之。"第47条指出："足太阴寒湿，舌灰滑，中焦滞痞，草果茵陈汤主之；面目俱黄，四肢常厥者，茵陈四逆汤主之。"吴鞠通对仲景"于寒湿中求之"做了具体的诠释。

当然，《伤寒论》三阳三阴辨证体系中，还存在某些条文叙述过简、某些条文未出方药、某些条文叙症或证所指不确切等不足，还有待于进一步研究。但总体上讲，《伤寒论》三阳三阴辨证研究已取得可喜的进展。学者们不再囿于传统的六经辨证框架，而是将一些新的学术观点、指导思想、辨证思维方式、临证辨证方法引入其中。在三阳三阴辨证的理论基础研究方面，多趋向于与《周易》《内经》密切相关；在三阳三阴辨证的层次研究上，多趋向于从抽象到具体的思辨过程；在三阳三阴辨证的实质研究方面，各家观点林立，但大多体现了辨病位、病性这一观点，也即是朱文锋教授所称的辨"证素"；在三阳三阴病证的传变研究方面，多数学者倾向于传变的多向性和复杂性，突出了"观其脉证，知犯何逆"的动态辨证思维。而本书运用导师朱文锋教授创立的证素辨证新体系，结合十纲将三阳三阴辨证实质概括为辨病位、病性证素（不能辨出证素的退而辨其纲），为后人学习《伤寒论》提供更加清晰的思路，以利于后人更好地学习和临床应用。

　　总之，《伤寒论》总结了东汉以前的医学成就，将中医学的基本理论与临床实践密切结合起来，创立了融理法方药为一体的六经辨证的理论体系，从而奠定了辨证论治的基础，成为我国第一部理法方药比较完备的医学专著，所以被后世誉为"方书之祖"。但事物总是一分为二的，不足伴随完美而存在。正如梁华龙所说："承认六经辨证理论的框架，就等于承认其具有不完备性……因此，在承认六经辨证理论伟大贡献的同时，也必须认识到还存在不足，学习它但不能停留在其所局限的时代，而且要更进一步发展它、完善它"，使之为中医事业的发展再作贡献。姜春华先生亦指出："《伤寒论》一书是中医学辨证论治的典范，无论伤寒、杂病，欲掌握疾病变化之程度及推知疾病预后，亦即病之生死轻重的关键，都必须学习《伤寒论》……《伤寒论》是一部实用的书，我们学习它，不是玩古董，也不是读《圣经》，而是'古为今用'，要扩大、提高它的作用……我们如果用提高的哲学，提高的认识来学习和运用《伤寒论》，我相信我们便不是《伤寒论》的奴隶，而是《伤寒论》这一宝贵医学遗产的主人。"

# 下　篇

## 《伤寒论》三阳三阴病证的实质证型研究

　　从《伤寒论》全貌来看，其并不是对每一证候都进行辨证论治，绝大多数条文都没有明确的证名诊断，基于此，有必要对该书辨证涉及的实质内容进行探讨。另一方面，仲景以"病"为疾病分类的纲，以各方证为临床辨证之目，各方证辨证分属于各病。而《伤寒论》六经纲领之"病"是广义层次上的"证"，如"辨太阴病脉证并治"，实质是辨太阴证范畴内的脾虚寒湿证等若干由具体病位与病性之证素所构成的证。其与当今中医之"病"的含义不同。该书之"病"与"证"应属于中医证的范畴，两者的概念无本质的区别，只是等级层次的差别而已。但仲景以病立纲，以方证辨证施治，给后学者提供了一种执简驭繁的方法。不过，按事物的分类标准，应将同一类性质的事物分在同一类中，即同一病位或病性的方证应归在同一类辨证中，其治疗大法也应是相同的。因此，为了更便于后人学习和临床应用，有必要对《伤寒论》进行重新整理、分类和分析，把病位相同、病性相同的方证归在一起，而此恰与先师朱文锋教授的"根据证候，辨别证素，组成证名"的证素辨证相吻合。故本篇是在认真学习领会《伤寒论》原文的基础上，融会贯通历代研究伤寒诸家学说，结合前辈的学术观点以及随家父樊哲临证体悟，对原文进行证素的提炼、证型的归纳，以便为后人学习《伤寒论》提供一种思路。

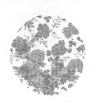

# 证素辨证的三阶双网结构

先师朱文锋教授认为，辨证思维的过程是"根据证候，辨别证素，组成证名"三个台阶。证候与证素之间、证素与证名之间存在复杂的双层网状关系（图2）。对于《伤寒论》三阳三阴辨证也不例外。

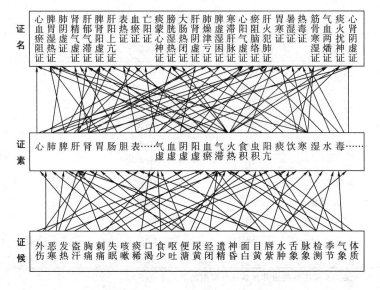

**图2 证素辨证双层网状关系示意图**

# 三阳三阴病证涉及的
# 具体病位与病性及各自频次

## 病位及其频次（表1）

表1　病位及其频次

| 病位 | 频次 | 病位 | 频次 |
|---|---|---|---|
| 胃 | 108 | 胆 | 11 |
| 表 | 80 | 膀胱 | 9 |
| 肠 | 58 | 肺 | 7 |
| 肾 | 45 | 少腹 | 7 |
| 脾 | 44 | 上▲ | 5 |
| 心 | 30 | 下▲ | 5 |
| 胸膈 | 28 | 胞宫 | 4 |
| 半表半里 | 21 | 肌肤 | 3 |
| 里▲ | 19 | 咽 | 3 |
| 肝 | 12 | 经络 | 2 |
| 神 | 12 | 关节 | 1 |

注：▲指除能辨出具体病位外所剩的里或上或下。

# 病性及其频次（表2）

**表2 病性及其频次**

| 病性 | 频次 | 病性 | 频次 |
|------|------|------|------|
| 热 [火] | 152 | 气滞 | 10 |
| 寒 | 95 | 亡阳 | 10 |
| 阳虚 | 87 | 血瘀 | 9 |
| 风 | 71 | 痰 | 6 |
| 湿 | 32 | 亡阴 | 6 |
| 气虚 | 32 | 食积 | 4 |
| 水 | 32 | 动血 | 3 |
| 津亏 | 28 | 实★ | 3 |
| 燥屎 | 28 | 蛔虫 | 3 |
| 阴虚 | 27 | 血热 | 2 |
| 阳浮 | 21 | 气陷 | 2 |
| 燥 | 14 | 气脱 | 2 |
| 血虚 | 13 | 虚★ | 2 |
| 饮 | 13 | 阳亢 | 2 |
| 毒 | 11 | 脓 | 1 |
| 气逆 | 10 | 闭 | 1 |
| 阳郁 | 10 | | |

注：★指除能辨出具体病性外所剩的虚或实。

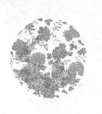

# 三阳三阴病证涉及的
# 具体证型与分类

　　按十纲之病位表、里、上、下进行框架分类，以病位证素为落脚点进行证型研究，总的顺序按先表后里，先上后下进行排序，其中里纲类的具体病位证素排序原则上按《伤寒论》三阳三阴之序确定，对于难以确定具体证素的证型则退而以十纲进行证型分析。另外，对于病位、病性相同而治法、处方、用药均有相应变化的证型原则上予以轻、中、重量化或据病位、病性的孰轻孰重予以证型命名区别。

# 单一病位证型

## 一、表

### ⭐ 风寒表疏（风 > 寒 表）

第 2 条：太阳病，发热，汗出，恶风，脉缓者，名为中风。

第 12 条：太阳中风，阳浮而阴弱，阳浮者，热自发；阴弱者，汗自出。啬啬恶寒，淅淅恶风，翕翕发热，鼻鸣干呕者，桂枝汤主之。

注：阳浮而阴弱既指脉象，又述病机。指脉象即浮缓之脉，指病机即卫强营弱。

第 13 条：太阳病，头痛，发热，汗出，恶风，桂枝汤主之。

【验案】（桂枝汤）

姜某，男，70 岁。患有帕金森综合征 3 年，间断服用安坦（盐酸苯海索）治疗，4 个月前经西医诊断为结核性脑膜炎，服用抗结核药治疗。一日偶感风寒，出现微畏寒，遇风则畏寒加重，加衣稍多后又觉得发热，出汗较前增多，双下肢轻微游走性酸痛。查体：形销骨立，精神稍差，双上肢抖动不止，舌红无苔，脉细数。中医诊断为痉病，辨证为外寒里热，予以清骨散加防风、白芷，3剂。服了1剂，家属第2天前来，说服药后病情加重，随即到他家复诊。见患者精神差，穿衣较昨日明显增多，诉双下肢酸痛加剧，仍有汗，双上肢抖动较昨日尤甚，舌脉同前。当时考虑该病依症状诊断为太阳中风，辨证为风邪袭表，营卫不和，但舌红、脉数与证不符，舍脉从证，试予桂枝汤1剂。处方：桂枝9g，白芍6g，炙甘草5g，大枣5枚。并告知家属服药后的护理方法。1剂后症状好转，复予2剂，畏寒怕风、酸痛消失，精神好转，双上肢抖动减轻，但仍有舌红、脉细数。后患者又有两次受寒后出现上述症状，均以桂枝汤调理好转［熊灿.桂枝汤治太阳中风1例.中医药导报，2011，14（8）：100］。

第15条：太阳病，下之后，其气上冲者，可与桂枝汤，方用前法；若不上冲者，不得与之。

注：气上冲指太阳之气仍有向外抗邪之力。

第24条：太阳病，初服桂枝汤，反烦不解者，先刺风池、风府，却与桂枝汤则愈（本条属**风寒表疏之重证**）。

注：邪重药轻，邪郁不解而致烦。先刺风池（足少阳经，太阳分野，穴以"风"名，祛风解表要穴）、风府（督脉经，太阳分野，穴以"风"名，祛风解表要穴）疏通太阳经脉以泄风邪，令其小安，续服桂枝汤，以解肌祛风，则祛邪之力倍增，其病可得愈。

第25条（上）：服桂枝汤，大汗出，脉洪大者，与桂枝汤，如前法。

注：应是未按服药方法，以致大汗淋漓，脉变洪大。未见大热、烦渴等里热之象，发热恶寒、头痛等仍在，此为太阳病发汗太过病邪不解，阳气浮盛于外。

第25条（下）：……若形似疟，一日再发者，汗出必解，宜桂枝二麻黄一汤（本条属**风寒表疏之轻证**）。

注：为太阳中风轻证，发热恶寒，形似疟状，一日再发，汗出，舌淡苔薄，脉浮缓或弱。桂枝二用量是原桂枝汤量的约2/5，麻黄一用量是原麻黄汤量的近1/5，麻黄一发挥效用又受到芍药、大枣的牵制，故发汗解表之力更小。邪郁于营卫，调和用桂，少量麻黄汤宣发。总体上讲，桂枝∶麻黄≈5∶2。

**【验案】（桂枝二麻黄一汤）**

刘某，女，12岁。初春感受风寒邪气，出现头痛发热，家人自购平热散，服药后汗出较多，随后发热消退。但第二天发热恶寒如疟疾之发作，上午一次，下午两次。脉浮略数，舌苔薄白而润。究其原因，属于发汗太过，在表之邪气反而稽留不解，当用桂枝二麻黄一汤小汗之法治疗。处方：桂枝5g，白芍5g，生姜5g，大枣3枚，麻黄3g，杏仁3g，炙甘草3g，1剂。药后得微微汗出而解（刘渡舟.经方临证指南.天津：天津科学技术出版社，1993：18）。

第53条：病常自汗出者，此为荣气和。荣气和者，外不谐，以卫气不共荣气谐和故尔。以荣行脉中，卫行脉外。复发

下篇 《伤寒论》三阳三阴病证的实质证型研究

其汗，荣卫和则愈。宜桂枝汤。

注：荣气和，即营气未受病；外不谐，即卫气发生了病理变化而不调节；以卫气不共荣气谐和故尔，实以卫气失固为矛盾主要方面；复发其汗，即病常自汗出者，当有无汗或汗少时，用桂枝汤当选此时，以无发汗太过之弊，否则当汗出之时而发之，恐有"如水流漓，病必不除"之忧。病机当为营卫不调。

第 54 条：病人脏无他病，时发热，自出汗，而不愈者，此卫气不和也。先其时发汗则愈，宜桂枝汤。

注：脏无他病，是指里气调和，而无内脏病变，其病在肌表可知；时发热即阵发性发热。究其病机为营卫不调。

第 95 条：太阳病，发热，汗出者，此为荣弱卫强，故使汗出。欲救邪风者，宜桂枝汤。

注：欲救邪风者，提示太阳中风证的病因是风寒外袭，风邪偏盛，明确而具体地提出太阳中风证的基本病机是营弱卫强。所谓卫强，并非指卫气的正常功能强盛，而是说由于风寒袭表，卫气浮盛于外，与邪相争导致发热的病理性亢奋状态，亦即"阳浮者，热自发"之意。所谓营弱，亦不是营阴真正的虚弱，而是指卫外不固，营不内守而外泄所致汗出而言。由于汗出营伤，与"卫强"相比呈现出相对不足的状态，故称"荣弱"，亦即"阴弱者，汗自出"之意。营弱卫强，即后人所谓的营卫不和或营卫失调，其中以卫气的病理改变为主，而营气失和乃卫失外固所致。

【验案】（桂枝汤）

李某，女，53岁。患阵发性发热汗出1年余，每天发作2～3次，饮食及大小便基本正常。曾经按阴虚性发热治疗，服药二十多剂无效。脉缓而软，舌质淡苔白。《伤寒论》曰："病人脏无他病，时发热，自汗出，而不愈者，此卫气不和也。先其时发汗则愈，宜桂枝汤"。处方：桂枝9g，白芍9g，生姜9g，大枣12枚，炙甘草6g，2剂。服药后啜热稀粥，得微汗出而愈（刘渡舟.经方临证指南.天津：天津科学技术出版社，1993：1）。

## ★ 风寒束表（风＜寒 表）

第3条：太阳病，或已发热，或未发热，必恶寒，体痛，呕逆，脉阴阳俱紧者，名为伤寒。

第23条：太阳病，得之八九日，如疟状，发热恶寒，热多寒少，其人不呕，清便欲自可，一日二三度发。脉微缓者，为欲愈也；脉微而恶寒者，此阴阳俱虚，不可更发汗、更下、更吐也；面色反有热色者，未欲解也，以其不能得小汗出，身必痒，宜桂枝麻黄各半汤（本条属**风寒束表之轻证**）。

注：太阳伤寒轻证表现为：发热，恶风寒，热多寒少，如疟状，一日二三度发，面色赤，无汗，身痒，舌淡苔薄白，脉浮或紧。脉微，示正衰里虚；恶寒，示表阳不足；阴阳俱虚示表里阳气皆虚，应急扶阳。身必痒，虽单提身痒一症，乃以一带三之法，实际包含了面赤、寒热如疟诸症。桂枝麻黄各半汤有发卫气之闭，宣营阴之郁之功，二汤各取1/3。总体上讲，

桂枝 : 麻黄 ≈ 5 : 3。

## 【验案】（桂枝麻黄各半汤）

韩某，女，61岁，2005年4月9日初诊。患风湿性心脏病、二尖瓣狭窄30年。2个月前患者因外感，自服感康、阿莫西林等药，4天后恶寒、发热消失，精神较前好转，但仍纳差，伴疲乏无力，嗜卧，时有心胸部紧束、手抓感，影响正常生活。多次求诊于中医、西医，并经多项检查，除二尖瓣狭窄、右室增大、心肌缺血外，未发现其他病变。曾服中西药治疗，症状未改善，经介绍前来诊治。现症见：形体消瘦，二尖瓣面容，神疲无力，嗜卧，难以入睡，时有心胸部紧束、手抓感，不思饮食，二便正常，舌质暗红苔白，脉略浮。证属太阳表郁轻证，治宜辛温解表，稍发其汗，方以桂枝麻黄各半汤。处方：桂枝、苦杏仁、羌活各6g，白芍、炙甘草、麻黄各3g，大枣4枚，生姜3片。3剂，每天1剂，水煎，分2次服。4月13日二诊：疲乏无力、心胸部紧束、手抓感消失，周身轻爽，仍纳差，舌质暗红苔白，脉较前和缓。表证已解，遂改以补气活血为主。处方：黄芪、丹参、茯苓、炙甘草、鸡内金各10g，神曲、莱菔子、扁豆各15g，砂仁6g。3剂，每天1剂，水煎，分2次服。药后胃纳转佳，运动过量时尚有胸闷感，无其他不适。仍续服原改善心功能的药物调理［宋俊生，谷林.桂枝麻黄各半汤应用举隅.新中医，2006.38（1）：72］。

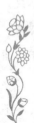

第 35 条：太阳病，头痛，发热，身疼，腰痛，骨节疼痛，恶风，无汗而喘者，麻黄汤主之。

【验案】（麻黄汤）

刘某，男，50 岁。因工作需要自北京赴甘肃省，当时正值隆冬季节，不慎冒受风寒而得"太阳伤寒证"。发热，体温达 39.8℃，严重恶寒，周身大小关节无一不痛，身无汗，咳嗽，脉浮紧。处方：麻黄 9g，桂枝 6g，杏仁 12g，炙甘草 3g，1 剂。服药后，盖被躺火炕上发汗约 1 小时左右，遍身汗出而解（刘渡舟 . 经方临证指南 . 天津：天津科学技术出版社，1993：15）。

第 37 条：太阳病，十日以去……脉但浮者，与麻黄汤。

注：辨证的主要依据是临床表现，而非发病的时日久暂，虽病过十余日，只要临床表现属于太阳表实证，即可用麻黄汤治疗。

第 46 条：太阳病，脉浮紧，无汗，发热，身疼痛，八九日不解，表证仍在，此当发其汗。服药已微除，其人发烦目瞑，剧者必衄，衄乃解。所以然者，阳气重故也。麻黄汤主之。

注：太阳伤寒表实证虽初起可有不发热者，但其不发热只是尚未发热，待一定时间后，阳气郁闭，必有发热出现；剧者必衄，衄乃解，阳郁太甚，不得汗解而内逼营血，以致损伤阳络，出现鼻衄。

第 47 条：太阳病，脉浮紧，发热，身无汗，自衄者，愈。

第 49 条：脉浮数者，法当汗出而愈。

第 51 条：脉浮者，病在表，可发汗，宜麻黄汤。

第 52 条：脉浮而数者，可发汗，宜麻黄汤。

注：浮为病在表，数乃发热之故（体温升高，脉率增快），第 51、52 条以"脉浮""脉浮数"举出太阳伤寒表实证虽以浮紧之脉为常，但临床上又有其变，当知常达变，脉证互参。

第 55 条：伤寒脉浮紧，不发汗，因致衄者，麻黄汤主之。

注：脉浮紧以脉代证，为省文笔法。衄后而表不解，伤寒表实证仍在，因脉证未变，故方亦不变。

60

【验案】（麻黄汤）

伊某，男，8 岁，2006 年 1 月 22 日初诊。发热 3 天，体温 38.2℃，曾服抗生素及退热之剂，热虽暂退而后又起。今晨突然鼻大量出血，难以自止，故来诊。现症见：恶寒无汗，口不渴，头痛，衄血随喷嚏而出，须塞棉球方止，苔薄白，脉浮紧。为外感风寒致衄血，予麻黄汤。处方：麻黄 9g，桂枝 6g，甘草 3g，杏仁 10g。水煎服，日 1 剂。1 剂衄血减少，2 剂汗出衄止，不恶寒，亦不发热，但增咽痛，嘱口服双黄连口服液而愈。[李鹏，段莉.外感风寒衄血验案 3 则.河北中医，2006，28（11）：837]

第 170 条：伤寒脉浮，发热，无汗，其表不解，不可与白虎汤。

第 232 条：脉但浮，无余证者，与麻黄汤。

注：本条承 231 条而来。脉但浮，指脉由原来的弦而浮大变为单纯的浮脉，无余证，指上条所呈现的症状完全消失。

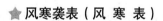

【验案】（麻黄汤）

张某，男，2 岁。发热体温达 39℃，他医用辛凉法治疗反剧。形寒，头痛，咳嗽痰白，始终无汗，病已 3 日，脉仍浮紧，舌苔白润。按太阳伤寒表实辨证，投麻黄汤。处方：麻黄 6g，桂枝 4g，杏仁 10g，炙甘草 2g。药后约半小时，即汗出热退，1 剂服尽而愈（刘渡舟.经方临证指南.天津：天津科学技术出版社，1993：17）。

### ⭐ 风寒袭表（风 寒 表）

第 1 条：太阳之为病，脉浮，头项强痛而恶寒。

第 42 条：太阳病，外证未解，脉浮弱者，当以汗解，宜桂枝汤（本条属**风寒袭表之久证**）。

第 44 条：太阳病，外证未解，不可下也，下之为逆；欲解外者，宜桂枝汤（本条属**风寒袭表之久证**）。

注：外证未解提示：①太阳病已成，虽经治疗而表证未解。②起病之后，未经治疗，迁延病期而表证未解。从本条而论，是病邪尚未深入，亦不兼里证（即令兼轻微里证，亦可先表后里），故仍可从表论治。

第 45 条：太阳病，先发汗不解，而复下之，脉浮者不愈。浮为在外，而反下之，故令不愈。今脉浮，故在外，当须解外则愈，宜桂枝汤（本条属**风寒袭表之久证**）。

注：脉浮者不愈，提示未发生变证。

**【验案】（桂枝汤）**

患者，男，35岁，农民。左半身无汗伴左下肢疼痛8年，因疼痛，左下肢功能受限。查体：心、肺正常；左下肢肌萎缩，大腿和小腿肌围左侧较右侧细2cm；膝、踝关节无红肿，皮肤正常；舌正苔薄白，脉缓。详问病史，8年前夏天的一个晚上，因天热，夜间露宿屋顶，左侧卧位，睡于水泥地面。次日出现左下肢痛，随后左半身无汗出。血沉、抗"O"检查正常。多家医院诊断为良性关节炎，久治无效。从病史分析，因夜露于外而受寒凉，风寒滞于经脉，卫阳闭阻，失于开合汗孔，故无汗。经脉不通，则肢体疼痛。营卫不调，左右气血不和，则出现偏沮。此为营卫不和，治以解肌发汗，调和营卫，予桂枝汤。处方：桂枝10g，芍药10g，炙甘草8g，生姜3片，大枣10枚，3剂。嘱服药后，喝热粥1碗，盖被，微汗出2小时，避风寒，勿发大汗。如一剂不效，再服二剂，出汗后停服。患者服药3剂，左半身出黏汗。自此，左下肢疼痛消失，全身出汗正常［王群红．桂枝汤及其加减之临床应用．南京军医学院学报，2001，23（3）：182］。

第56条：伤寒，不大便六七日，头痛有热者……其小便清者，知不在里，仍在表也，当须发汗。若头痛者必衄。宜桂枝汤（本条属风寒袭表之久证）。

注1：病在太阳之表，何以不大便？太阳表病，皮毛开阖失常，表气不能畅达，里气亦因之不利，是不大便之来

由，非必胃肠结实而不大便，况且胃肠结实与否可依证而辨，不得以不大便而印定眼目。知不在里，即腹无硬满疼痛之苦；若头痛者必衄，当在本条之末，属倒装文法。

注2：如果表邪郁闭于皮毛，肺气因之不能肃降，则大肠之气不能通降，大便亦不能排下。

第57条：伤寒发汗已解，半日许复烦，脉浮数者，可更发汗，宜桂枝汤。

注：烦即热，半日许复烦提示：①余邪复聚。②腠理空虚，复感风寒。

第134条：太阳病，脉浮而动数，浮则为风，数则为热，动则为痛，数则为虚；头痛，发热，微盗汗出，而反恶寒者，表未解也（本条属**风寒袭表之久证**）。

注：微盗汗出，而反恶寒者，正如《伤寒论条辨》所说："稽久而然也。"数则为虚，为非里实。

【验案】（桂枝汤）

患者，男，4岁。发热1周。患儿因受风寒而出现恶寒、发热，体温38℃～39℃，头痛、流清涕。查血常规：白细胞数值正常；胸透未见异常。西医诊断：上呼吸道感染。口服阿司匹林、维生素C，静滴抗生素，高热时肌注氨基比林退热。经1周治疗，体温时低时高，发热前必恶寒，病情无好转。其家长请余诊治，观其患儿，在家盖被，伴有恶寒、发热，体温38.5℃，口不渴，流清涕，遍身微汗出，大便每日1次，小便正常。舌正苔薄白，脉浮缓。证属太阳中风证，营卫不和，投以桂枝汤发散解表，调和

下篇 《伤寒论》三阳三阴病证的实质证型研究

营卫，并嘱其家长在患儿服药后，喝热粥1碗，盖被，令微汗出约2小时，避风寒，勿发大汗。服药1剂，热退而愈 [ 王群红．桂枝汤及其加减之临床应用．南京军医学院学报，2001，23（3）：182 ]。

## ✿ 风热犯表（风 热 表）

第27条：太阳病，发热恶寒，热多寒少，脉微弱者，此无阳也，不可发汗。宜桂枝二越婢一汤。

注：辨治太阳温病证，治当辛凉，但尽用辛凉宣散则未必能宣散，且能凝寒玄府、腠理，故必用辛温之品，但必以寒凉之品以制之，使辛温有宣达开散之功而无助热之用。太阳病，提示脉浮，头项强痛；热多寒少，提示热重寒少；脉微弱者，此无阳也，提示正气不足，阳虚。桂枝二越婢一汤即桂枝汤加麻黄、石膏、生姜、大枣、甘草；"宜桂枝二越婢一汤"应放在"脉微弱者，此无阳也，不可发汗"之前。本条症状当有咽干痛、烦渴内热、脉浮大有力、舌红苔薄黄。

【验案】（桂枝二越婢一汤）

刘某，女，10岁。深秋感受寒凉之气，出现发热恶寒，每日发作几次，拖延数月未愈，脉浮无力，舌质红苔薄白，饮食及大小便基本正常。此种情况属于风寒郁表，日久不解，寒将化热的轻证，宜桂枝二越婢一汤。处方：麻黄3g，桂枝5g，白芍5g，生姜3g，大枣4g，生石膏6g，炙甘草3g，玉竹3g。共服2剂，得微汗出而解（刘渡舟．经方临证指南．天津：天津科学技术出版社，1993：19）。

### ⭐ 温热犯表（热 表）

第 113 条：形作伤寒，其脉不弦紧而弱。弱者必渴，被火必谵语。弱者发热，脉浮，解之当汗出愈。

注：弱是对比而言，是对脉象"不弦紧"的概括，寓涵"单浮不紧"之象，故文曰："弱者发热，脉浮。"本证之所以"形作伤寒"而又不是伤寒，是因其脉浮而不紧，其发热而渴、不恶寒，据脉症，当属温病。

### ⭐ 水湿郁表（水 湿 表）

第 192 条：阳明病，初欲食，小便反不利，大便自调，其人骨节疼，翕翕如有热状，奄然发狂，濈然汗出而解者，此水不胜谷气，与汗共并，脉紧则愈。

注：本证骨节疼，翕翕如有热状，与太阳证相似，但太阳证必恶寒，而本证没有恶寒，太阳证为风寒外袭，本证为水湿郁滞，所以不属太阳而属阳明。奄然发狂，提示正气奋起驱邪。脉紧，意胃气充沛。

### ⭐ 表阳虚（表 阳虚）

第 20 条：太阳病，发汗，遂漏不止，其人恶风，小便难，四肢微急，难以屈伸者，桂枝加附子汤主之。

【验案】（桂枝加附子汤）

吴某，男，55岁，2004年10月25日初诊。恶寒、自汗、身困乏力1周余。患者10月中旬因气候转冷而感冒，出现了头身疼痛，无汗恶寒，去某诊所就诊，查体温38.8℃，该诊所医师给患者服用阿匹匹林，服用2次后，出汗甚多，发热虽退，但转而出现汗出不止，身寒怕冷，周身疼痛，覆厚被而卧仍身体不暖，遂来诊。症见：声低懒言，乏困无力，纳差，睡眠可，小便少，体温36.5℃，舌淡苔薄白，脉软而无力。考虑患者初发病，本无汗后发汗太过，出现汗出不止，结合其声低懒言、乏困无力之症状，当属"漏汗"症。《伤寒论》云："太阳病，发汗，遂漏不止，其人恶风，小便难，四肢微急，难以屈伸者，桂枝加附子汤主之。"遂用此方化裁：桂枝10g，白芍10g，炙甘草5g，生姜3片，大枣5枚，制附子15g（先煎1小时），焦三仙各10g，黄芪15g，3剂。并嘱患者饮食以稀粥为主，忌生冷。再诊时，患者精神状态大为好转，自诉肢体逐渐暖和，恶寒怕冷之症状减轻，有饥饿感，遂继进上方5剂而愈［赵红，程树新.桂枝汤加减方的临床运用.现代中医药，2005，（3）：19］。

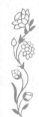

★ 阳浮于表（表 阳浮）

第153条：太阳病，医发汗，遂发热，恶寒。

注：本条因发汗后，大汗出，卫阳虚张于外。

## 二、半表半里

第37条：太阳病，十日以去……设胸满胁痛者，与小柴胡汤。

第96条：伤寒五六日中风，往来寒热，胸胁苦满，嘿嘿不欲饮食，心烦喜呕，或胸中烦而不呕，或渴，或腹中痛，或胁下痞鞕，或心下悸，小便不利，或不渴，身有微热，或咳者，小柴胡汤主之。

第97条：血弱气尽，腠理开，邪气因入，与正气相搏，结于胁下。正邪分争，往来寒热，休作有时，嘿嘿不欲饮食，脏腑相连，其痛必下，邪高痛下，故使呕也。小柴胡汤主之。

注：肝胆之邪，多犯脾胃。肝木乘脾，则为腹痛；胆热犯胃，则为呕逆；嘿嘿不欲饮食，即少言懒语，不想喝水与吃东西；血弱气尽为气血不足；腠理开为腠理不固。

【验案】（小柴胡汤）

沈某，女，42岁。始因恚怒伤肝而心胸发满，不欲饮食，继而又外感风寒邪气，往来寒热，休作有时，伴胸胁苦满，头痛身疼。脉弦，舌苔白滑。此少阳受邪，气郁不舒，枢机不利之证。处方：柴胡12g，黄芩9g，半夏9g，生姜9g，党参6g，大枣7枚，炙甘草6g。服药1剂，则寒热俱减，又服1剂后诸症皆消（刘渡舟.经方临证指南.天津：天津科学技术出版社，1993：83）。

下篇 《伤寒论》三阳三阴病证的实质证型研究

第99条：伤寒四五日，身热恶风，颈项强，胁下满，手足温而渴者，小柴胡汤主之。

注：少阳的经脉从头走颈，络胸胁下行。伤寒四五日，表邪逐渐侵入少阳，所以出现颈项强、胁下满等症状。身热恶风是太阳表邪未罢；手足温是表邪已轻，里热未盛；渴是小柴胡汤的兼证。这都说明邪在半表半里，所以应以小柴胡汤主治。

68

【验案】（小柴胡汤）

患者，女，46岁，2005年8月13日初诊。患者项背强痛，转侧不灵，伴寒热往来，每日一发，寒轻热重，热来大饮不解其渴，不欲饮食，病已4天。前医以葛根汤治之，汗出甚多，寒热往来未除，项背强痛益增而求治。追问病史，1年前曾行胆囊切除术，素体虚弱，经行色淡，带下量多清稀，面色无华，脉弦而细，舌淡苔薄黄。证属少阳热重伤津，治宜小柴胡汤和解之：柴胡、黄芩各12g，半夏、党参各9g，炙甘草6g，生姜3片，红枣6枚。1剂寒热解，3剂尽诸症悉除［王英兰. 小柴胡汤临床应用举隅. 广西中医药，2007，30（2）：38］。

第148条：伤寒五六日，头汗出，微恶寒，手足冷，心下满，口不欲食，大便鞭，脉细者，此为阳微结，必有表，复有里也。脉沉，亦在里也。汗出，为阳微；假令纯阴结，不得复有外证，悉入在里，此为半在里半在外也。脉虽沉紧，不得为少阴病，所以然者，阴不得有汗，今头汗出，故知非少阴也，可与小柴胡汤。设不了了者，得屎而解。

注：本条可分两节读：从"伤寒五六日"至"复有里也"为一节，是说明阳微结的症状；从"脉沉，亦在里也"至末尾为一节，是反复辨证不是少阴病，并指出阳微结的治法。伤寒五六日，是约指患病的日数，见到头汗出、微恶寒、手足冷、心下满、不欲食、大便硬、脉沉细等症状，这些症状最难诊断，其中头汗出、恶寒似表证，手足冷、心下满、不欲食、大便硬似里证，但表证汗出是周身均有，不是但头汗出，里实证的脉搏不是沉细，从而分析出这是阳气郁伏，大便硬结的阳微结证。所谓阳微结，就是阳结尚浅，病不纯在里，亦不纯在表，所以说必有表复有里。脉沉细、沉紧、恶寒手足冷，又很像少阴阳虚的纯阴结证，但纯阴结阴盛于内，脉固然当见沉象；而阳微结为阳郁于里，脉道阻滞，则脉亦可见到沉象。不过阴证不当有外证，本证头汗出，是阳热郁蒸于内，腾达于上所致，而阴经之脉皆至胸中而止，所以断定不是少阴病。阳郁于内，大便硬结，所以微恶寒、心下满、不欲食；阳气不达四肢，所以手足冷而脉沉。总的讲是少阳枢机郁结，故以小柴胡汤和解。如服后，症状尚未清爽，需待大便通畅，病始可以全部解除。

第149条：伤寒五六日，呕而发热者，柴胡汤证具，而以他药下之，柴胡证仍在者，复与柴胡汤。此虽已下之，不为逆，必蒸蒸而振，却发热汗出而解。

第263条：少阳之为病，口苦，咽干，目眩也。

**【验案】（小柴胡汤）**

患者，女，58岁，2004年10月12日初诊。患者5日前出现寒热往来，经治疗后，症状已消失。昨天突然眩晕发作，如坐舟车，旋转不定，转头更甚，双目不敢睁开，呕逆频作，口苦不欲饮食。经服镇静药治疗后入睡，不知所苦，但醒后诸症如故。脉弦细数，舌质红，苔薄黄。拟诊为肝阳上扰清空之眩晕。治以天麻钩藤饮，连服3剂未见功效。再诊，脉症如故。因思患者尚有口苦、不欲饮食之少阳证，乃属少阳枢机不利，风火上扰清窍之证。试从和解肝胆，止眩降逆之法，以小柴胡汤加味：柴胡10g，黄芩、半夏、党参各9g，炙甘草6g，生姜3片，红枣4枚，竹茹15g，代赭石20g，钩藤15g。1剂验，3剂服完，能下床料理家务［王英兰．小柴胡汤临床应用举隅．广西中医药，2007，30（2）：38］。

第265条：伤寒，脉弦细，头痛发热者，属少阳。

注：少阳病，其脉弦细，而头痛多在两侧，其发热多呈往来寒热之象。

第266条：本太阳病不解，转入少阳者，胁下鞕满，干呕不能食，往来寒热，尚未吐下，脉沉紧者，与小柴胡汤。

注：沉紧是相对浮紧而言，应脉症互参。

第379条：呕而发热者，小柴胡汤主之。

注：参第149条："伤寒五六日，呕而发热者，柴胡汤证具……"

周某，女，54岁，于2004年3月5日就诊。诉右胁疼痛3月余。患者原有慢性胆囊炎病史，平素性急多怒，喜食肥甘。3个月前于饱食后出现右上腹痛，痛不可忍，伴发热呕吐。在附近医院查血常规示：白细胞$9.1 \times 10^9$/L，中性85%。经超声诊断为慢性胆囊炎，遂予抗生素治疗。8日后痛减，热退，遂停用抗生素。但此后胁痛时有发作，多因恼怒、贪食肥甘后加重，又增口干口苦、腹胀纳呆、胸闷气短、大便燥结等症，遂前来就诊。现症见：右胁疼痛，时发时止，每因情志变化而增减，伴心烦，胸闷气短，口干苦，纳呆腹胀，大便3日一行，小便黄，舌红苔黄腻稍干，脉沉弦有力。诊为胁痛，证属肝郁化火，治宜疏肝清热，理气止痛，予小柴胡汤加减：柴胡10g，黄芩12g，姜半夏12g，白芍9g，郁金10g，枳实10g，吴茱萸2g，桑白皮9g，黄连9g，大黄6g，炙甘草6g。3剂。二诊：服上方后胁痛减轻，心中不烦，大便顺畅，其舌红苔黄，脉仍弦，守上方去大黄，再进6剂［张怀亮.小柴胡汤临床运用举隅.辽宁中医杂志，2007,34(6)：828］。

# 三、里

## 1. 腑

### （1）膀胱

#### ⭐ 膀胱蓄水（水 膀胱）

第71条：太阳病，发汗后……若脉浮，小便不利，微热，消渴者，五苓散主之。

注：五苓散用于渴难忍，小便量少，其热不甚，脉浮，属表邪未解者；猪苓汤用于渴不甚，小便短涩热痛，其热炽张，脉浮，属湿热外蒸者。消渴是指饮水后津液不能布达，口渴不除的症状。五苓散可和表利水。

第72条：发汗已，脉浮数，烦渴者，五苓散主之。

注：小便不利是必具之症。

第73条：伤寒，汗出而渴者，五苓散主之。

注：必定兼有脉浮数、小便不利等症状。

【验案】（五苓散）

肖某，男，8个月，2003年10月8日初诊。腹泻3天。4天前患儿因受凉出现鼻塞流涕，至夜间发热，于外院急诊，予阿莫西林、美林口服，热退。次日腹泻起，近3日大便次频，日达十余次，色黄，呈水样并夹不消化物。患儿烦躁哭吵，渴欲引饮，思食，食下即泻，时伴呕吐，小便不利。查体：神志清楚，面白无华，哭尚有泪，前囟 $1cm \times 1.5cm$，稍凹，心肺正常，肠鸣音亢进。实验室检查：血白细胞 $5.3 \times 10^9/L$，中性 $42.6\%$，淋巴 $49.8\%$；大便常规：黄色，水样，脂肪球（+）。指纹紫红，达风关，舌淡红，苔薄白腻，脉浮滑。证属外邪传里，膀胱气化失司，治拟温阳化气，健脾利湿，宜五苓散加味。处方：桂枝3g，猪苓、茯苓各12g，焦白术、泽泻各10g，炒山药、炒白扁豆各15g，砂仁（后下）、白豆蔻（后下）各3g，车前子（包）15g，炒神曲、六一散（包）各9g。10月10日二诊：服药1剂，即小便通利，大便次数明显减少，日仅2次，呈稠糊状，精神愉快。今晨大便1次，成形尚软，舌淡红，苔薄白润、根腻，指纹淡红，未达风关。腹泻已和，脾运尚弱，再拟调理脾胃，益气扶元，投参苓白术散出入善后［林外丽，王霞芳.五苓散加味治疗婴儿泄泻疗效观察.辽宁中医杂志，2004，31（7）：582］。

第74条：中风发热，六七日不解而烦，有表里证，渴欲饮水，水入则吐者，名曰水逆，五苓散主之。

注：所谓表里证，就是指头痛、发热、畏寒、汗出的表证，以及小便不利、烦渴欲饮水的里证而言。

**【验案】（五苓散）**

王某，女，40岁，2002年12月18日初诊。患者头痛5年余，期间屡经数十位中西医名家治疗而不见好转。自诉近日头痛、头晕加重，每因凉水洗手或洗脸而发作，亦因偶触寒凉之物而加重。观其头颅MRI、脑电图、心脏彩超检查及血生化，血、尿、大便三大常规检查均无异常。前医所投多为祛风散寒，活血祛瘀止痛之药，西医多投扩张脑血管、营养脑细胞、镇静安神等药。现症见：憔悴面容，头痛、头晕明显，口渴但不欲饮，恶寒怕冷，饮食尚可，手足不温、肿胀，夜寐欠佳，溲少便溏，月经量多，伴有血块，舌淡红苔白，脉浮而无力。我院阮时宝教授诊其为膀胱气化不利之"水逆证"。治以温阳化气，利水渗湿，兼安神解郁，施与五苓散加减：桂枝10g，白术10g，茯苓15g，猪苓10g，泽泻10g，羌活10g，独活10g，细辛3g，怀牛膝10g，合欢皮20g，酸枣仁10g，炙甘草6g。药服3剂，患者告知头痛、头晕等症大减，时值寒冬之际，身体可耐触寒冷之物。效不更方，续投7剂，诸症悉除。随访半年未再复发［苑述刚，饶捷媛．五苓散治愈顽固性头痛．贵阳中医学院学报，2004，26（1）：57］。

74

第156条：本以下之，故心下痞，与泻心汤，痞不解，其人渴而口燥烦，小便不利者，五苓散主之。

注：与泻心汤，痞不解，为排除法；其人渴而口燥烦，为水不化津，津液不能输布上承。

【验案】（五苓散）

刘某，男，56岁，教师，2007年7月23日初诊。患者平素体健，时值夏月，天地湿热，夜晚纳凉，小腹受凉，第2天凌晨即感里急，腹泻日十余次，水便，无后重，伴有轻微腹痛，微恶寒，无发热，小便色黄，纳食稍差，时有恶心感，稍有口渴，舌红苔略厚，脉弦滑，两寸稍浮。此因小腹受凉，小肠失其分清泌浊功能，兼湿热时邪，以五苓散加减：葛根15g，苏叶12g，泽泻15g，茯苓15g，猪苓12g，白术12g，车前子20g，法半夏12g，黄连10g，3剂。忌食生冷瓜果。服药3剂，利止，惟纳食无欲，稍有疲劳、口渴，是为暑气湿热伤人，以清暑利湿，益气健脾为法，取平和之品。处方：干荷叶12g，丝瓜皮12g，白扁豆15g，太子参20g，茯苓15g，淡竹叶12g，山药30g，芦根15g，炙甘草6g。6剂，诸症皆平 ［林士毅.经方治验三则.江西中医药，2008，39（11）：51 ］。

## ★ 膀胱蓄水，热盛阴虚（热 阴虚 水 膀胱）

第223条：若脉浮，发热，渴欲饮水，小便不利者，猪苓汤主之。

注：猪苓汤中，滑石利窍泄热；阿胶润燥滋阴。

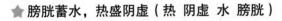

下篇 《伤寒论》三阳三阴病证的实质证型研究

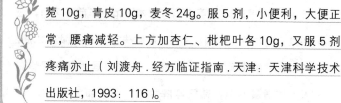

**【验案】（猪苓汤）**

边某，女，23岁。1967年曾患左肾积水而经大同市某医院手术治疗。至1975年，右肾区常常疼痛，经北京市某医院同位素扫描后发现右肾内梗阻并有轻度积水，故来诊。现症见：腰痛，小便不利，大便不爽，口咽发干，伴有痛经，舌质红绛，苔水滑，脉沉细弦。辨为阴虚有热而与水互结。处方：猪苓10g，泽泻10g，茯苓18g，滑石18g，阿胶10g，瓜蒌皮12g，紫菀10g，青皮10g，麦冬24g。服5剂，小便利，大便正常，腰痛减轻。上方加杏仁、枇杷叶各10g，又服5剂疼痛亦止（刘渡舟.经方临证指南.天津：天津科学技术出版社，1993：116）。

## ★ 热炽膀胱（热　膀胱）

第293条：少阴病，八九日，一身手足尽热者，以热在膀胱，必便血也。

注：太阳属膀胱，为诸阳主气，总六经而统营卫，为一身之外藩，故热在太阳则一身手足尽热。

### （2）胆

## ★ 胆经风火（风　火　胆）

第264条：少阳中风，两耳无所闻，目赤，胸中满而烦者，不可吐下，吐下则悸而惊。

注：手足少阳的经脉都经过目锐眦，入耳中，走耳前后，并分别下胸中，贯膈，布膻中，散络心包。两耳无所闻，是

指两耳如蝉声乱鸣，影响听觉；悸而惊，是指因吐下挫伤胸阳。

（3）肠

### ⭐ 火伤肠络（火 肠）

第114条：太阳病，以火熏之，不得汗，其人必躁，到经不解，必清血，名为火邪。

注：救误方法，则不外清解血热。

### ⭐ 肠燥津亏（肠 津亏 燥 热）

第181条：问曰：何缘得阳明病？答曰：太阳病，若发汗，若下，若利小便，此亡津液，胃中干燥，因转属阳明。不更衣，内实大便难者，此名阳明也。

第187条：……若小便自利者，不能发黄；至七八日，大便鞕者，为阳明病也。

注1：第181条为湿从燥化，肠道干涩致大便难。

注2：第187条为由寒转热，变成阳明病，出现大便硬。

第203条：阳明病，本自汗出，医更重发汗，病已差，尚微烦不了了者，此必大便鞕故也。以亡津液，胃中干燥，故令大便鞕。当问其小便日几行，若本小便日三四行，今日再行，故知大便不久出。今为小便数少，以津液当还入胃中，故知不久必大便也。

注：今日再行，是指到现在只有两次。

第233条：阳明病，自汗出，若发汗，小便自利者，此为津液内竭，虽鞕不可攻之，当须自欲大便，宜蜜煎导而通之。若土瓜根及大猪胆汁，皆可为导。

注：可增液汤、更衣丸等内服。若，为它如之意。

## ★燥屎壅遏肠道（燥屎 肠）

第241条：大下后，六七日不大便，烦不解，腹满痛者，此有燥屎也。所以然者，本有宿食故也，宜大承气汤。

注：本条记叙对燥屎的诊断与治疗的具体过程。阳明病里热炽盛，热与宿食粪便结聚，壅而为实，肠道干涩，症见大便硬，而"大下之"，此属正治之法。下后本应荡涤肠胃，大便通而积热泄，但由于本证热结尤甚，肠枯津燥，故虽经大下，大便似通，但肠中垢积仍有残留，余热仍未尽除，其仍烦，故文曰"烦不解"。下后六七日之间，气仍不得上下，气滞而郁，食停为积，垢热煎灼，宿食粪便复又结为燥屎。燥屎壅遏肠道，降泄不畅，故腹满而痛。

【验案】（大承气汤）

王某，女，49岁，农民，2005年10月8日就诊。患胃病3年，近2年反复发作，上腹隐痛、食少腹胀、身体渐瘦，胃镜检查示萎缩性胃炎。现上腹胀痛，1周不大便，口渴，纳呆食少，嗳气频作，时有恶心呕吐。查体：神疲形瘦，舌红苔黄，脉滑数。诊断为胃脘痛，证属胃阴不足，致肠燥便秘，胃失润降。予大承气汤加味，急下存阴保胃气，以顺胃肠通降之性，先安其正，再缓图调治。处方：大黄15g，枳实12g，厚朴10g，蒲公英12g，当归10g，山药12g，谷芽12g，水煎取汁，冲服芒硝15g。1剂后频转矢气，腹胀痛稍减，再剂便出燥屎五六枚，继而大便3次，如释重负，嗳气、恶心、呕吐消失，胃痛腹胀好转，知饥欲食，遂进米粥 1 碗，静养休息。次日改用养阴益胃、扶脾助运之剂调治半月，临床治愈。嘱其继于门诊调治［王如茂．大承气汤临床应用．中国中医急症，2008，17（5）：706］。

### ⭐ 热毒迫肠，热灼肠络（热 毒 肠）

第 258 条：若脉数不解，而下不止，必协热便脓血也。

注：常器之处方白头翁汤；柯韵伯处方黄连阿胶汤。下即为腹泻。

第 341 条：伤寒发热四日，厥反三日，复热四日，厥少热多者，其病当愈。四日至七日热不除者，必便脓血。

注：据阴阳胜负之理，热多于厥，为阳复阴退，阳能胜阴，故预断其病当愈。若阳复太过，邪从热化，病由虚寒转为实热，如邪热内迫，损伤肠中血络，蒸腐为脓，便发脓血。

第 363 条：下利，寸脉反浮数，尺中自涩者，必清脓血。

注：自即独，尺中自涩者为下焦血伤之故。

第 367 条：下利，脉数而渴者……设不差，必清脓血，以有热故也。

注：常器之处方黄芩汤。

### ⭐ 热结旁流（热 燥屎 毒 肠）

第 256 条：阳明少阳合病，必下利，其脉不负者，为顺也。负者，失也，互相克贼，名为负也。脉滑而数者，有宿食也，当下之，宜大承气汤。

注：据五行生克学说，从脉象上解释疾病的顺逆。阳明属土，

下篇 《伤寒论》三阳三阴病证的实质证型研究

少阳属木，二经合病而下利，如纯见少阳弦脉，则木必克土，病情较逆，即"负也""失也"；如脉见滑数，则木不克土，即"顺也"。滑数之脉，为有宿食的脉象，胃实的明证，对宿食的诊断除脉搏滑数外，当有腹满胀痛拒按、舌苔黄垢等。

第374条：下利谵语者，有燥屎也，宜小承气汤。

注：下利是指清水气秽；燥屎是指燥屎不甚，不需大承气汤峻攻。

### ★ 肠道湿热（湿 热 肠）

第371条：热利下重者，白头翁汤主之。

注：热利，作热痢看，痢疾古称"滞下"，《内经》曰"肠澼"，所下赤白冻腻，带有脓血；下重为里急后重。

第373条：下利欲饮水者，以有热故也，白头翁汤主之。

**【验案】（白头翁汤）**

姜某，男，17岁。入夏以来腹痛下利，每日六七次，下利虽急但排泄不爽，用力努责，仅有少许脓血黏液，伴见口渴思饮。六脉弦滑而数，舌苔厚腻。此属厥阴湿热下利，即唐容川所说"金木相渗，湿热相煎"之证。处方：白头翁12g，黄连9g，黄柏9g，秦皮9枚，滑石18g，白芍12g，枳实6g，桔梗6g。服2剂后，大便次数减少，后重下坠已除。又服2剂，脓血黏液止，但腹中有时作痛，转芍药汤2剂而愈（刘渡舟.经方临证指南.天津：天津科学技术出版社，1993：127）。

## （4）胃

### ★ 火伤胃络（火 胃）

第115条：脉浮，热甚，而反灸之，此为实，实以虚治，因火而动，必咽燥，吐血。

注：而反灸之，是指反而用艾灸治疗；实以虚治，因火而动，是指实证认作虚证治疗，血液被火热迫灼。陈修园主张用大黄黄连泻心汤或加黄芩。

### ★ 胃燥津亏（胃 热 燥 津亏）

第29条：……若胃气不和谵语者，少与调胃承气汤。

第71条：太阳病，发汗后，大汗出，胃中干，烦躁不得眠，欲得饮水者，少少与饮之，令胃气和则愈。

第110条：太阳病，二日反躁，凡熨其背而大汗出，大热入胃，胃中水竭，躁烦必发谵语。十余日振栗自下利者，此为欲解也。

注：十余日振栗自下利者，是指火邪势微，阴气复生，津液得复，胃热下泄。

第121条：太阳病吐之，但太阳病当恶寒，今反不恶寒，不欲近衣，此为吐之内烦也。

注：方选竹叶石膏汤。

第224条：阳明病，汗出多而渴者，不可与猪苓汤。以汗多胃中燥，猪苓汤复利其小便故也。

第265条：……少阳不可发汗，发汗则谵语。此属胃，胃和则愈，胃不和，烦而悸。

注：少阳病口苦、咽干、目眩，已经化火；脉弦细，又不

同于太阳病，所以不可发汗。若误发其汗，就会伤津胃燥，必致谵语。伤津轻者，稍俟几日，津液恢复，胃气得和之后，谵语亦可自愈。但伤津重者，不但耗伤胃津，还能劫夺心阴，就不仅仅是谵语，而且还会出现心烦、心悸等，这样就不能等待其自愈，必须随证施治。当用枢转少阳兼能除烦镇惊的柴胡加龙骨牡蛎汤主之。

### ⭐ 脓毒蕴胃（脓 毒 胃）

第376条：呕家有痈脓者，不可治呕，脓尽自愈。

注：无论在肺、在胃，不离乎辛凉以开其结，苦泄以排其脓，甘寒以养其正，使脓尽而呕自止。

### ⭐ 湿热内郁（重），胃气衰败（湿 热 胃 气虚）

第232条：……若不尿，腹满加哕者，不治。

注：关格，《素问》曰："病深者，其声哕。"本条承第231条而来。

### ⭐ 水停胃脘，阳气郁遏（水 胃 阳郁）

第28条：服桂枝汤，或下之，仍头项强痛，翕翕发热，无汗，心下满微痛，小便不利者，桂枝去桂加茯苓白术汤主之（本条属水停胃脘，阳气郁遏之轻证）。

注：服桂枝汤，或下之，即不再恶寒，说明表已解。仍头项强痛，为阳郁不达，津凝不布，经脉失养不和。翕翕发热，为水饮凝结，阳气郁遏。心下满微痛，为心下有水气，气机不利。小便不利，为水不化气。另外，翕翕发热，喻发热轻浅，如鸟合羽，轻附浅合之貌，非桂枝汤证专有症状，如《伤寒论》第192条阳明病奄然发狂，"翕翕如有热状"。《金匮要略》

之心中风、脾中风，其发热亦作"翕翕然"。

第356条：伤寒厥而心下悸，宜先治水，当服茯苓甘草汤，却治其厥，不尔，水渍入胃，必作利也（本条属**水停胃脘，阳气郁遏之重证**）。

注：《金匮要略》言："水停心下，甚者则悸。"

脉弦。此证主胃中有水饮。处方：茯苓 20g，桂枝 10g，炙甘草 6g，生姜汁 1 酒杯。2 剂，先煮前三味药，待药成后，以姜汁兑药服。服药 1 剂后，自觉热辣气味直抵胃中，而胃中响、悸动为甚，不多时，忽觉腹中疼痛欲作泻利，急忙登厕更衣，泻出水液甚多，随之心下悸动明显减轻。2 剂服尽则全安［刘渡舟 . 经方临证指南 . 天津：天津科学技术出版社，1993：36］。

### ✿ 水停胃脘（水 胃）

第 127 条：太阳病，小便利者，以饮水多，必心下悸。

注：小便利者，亦为倒装句，应在"以饮水多"之后。

### ✿ 胃脘痰热（痰 热 胃）

第 138 条：小结胸病，正在心下，按之则痛，脉浮滑者，小陷胸汤主之。

注：浮为阳热；滑为痰；小陷胸汤由黄连、半夏、栝楼实组成。

【验案】（小陷胸汤）

患者，女，26 岁，2005 年 5 月 4 日初诊。自诉在某处服 3 天治疗关节炎药物后（药名不详），出现胃脘疼痛，并发生呕吐数次，迁延十余日。曾在某乡卫生院进行血常规检查，示白细胞 $11 \times 10^9/L$，大小便常规检查正常，给予输液、消炎、解痉止痛治疗，不愈，来我处就诊。现症见：面部红赤，时有寒热，胸脘痞塞而胀，呃逆，泛酸嘈杂，呕吐，心下胃脘疼痛阵作，按之痛甚，二便尚可。舌苔根部黄而稍厚，脉浮滑。现代医学谓之胃炎，实为仲师所云小结胸病。

处方：黄连6g，半夏12g，栝楼实30g，吴茱萸1g，赭石（打细先煎）10g，柴胡12g，竹茹12g，广木香10g，橘皮9g。水煎服药3剂，胃脘痞结开，心下疼痛止，后以香砂养胃丸调理数日，诸症悉除［裴惠民．小陷胸汤的临床应用．基层医学论坛，2010，（14）：439］。

## ★ 胃寒气逆（胃 阳虚 气逆）

第243条：食谷欲呕，属阳明也，吴茱萸汤主之。

注：虚则不能纳谷，寒则胃气上逆，寒为虚寒。吴茱萸汤可温中降逆。

【验案】（吴茱萸汤）

患者，女，24岁，1998年10月4日就诊。食后呕吐，时轻时重4月余，近10天来，呕吐频繁，曾在某市医院住院治疗，经检查诊断为贲门失弛缓症。采用西药治疗4周，效果不佳，转至我科门诊。就诊时面色无华，精神不振，呕吐清水，饭水难入，头晕乏力，舌质淡，苔薄白，脉沉弦。诊为寒湿中阻，伤及脾阳，脾失健运，胃气不降。治以温中和胃，降逆止呕，方用吴茱萸汤加减：吴茱萸12g，党参30g，半夏15g，陈皮15g，藿香12g，佩兰12g，丁香3g，生姜3片，大

下篇 《伤寒论》三阳三阴病证的实质证型研究

枣 5 枚。水煎服，每次口服 20mL，另以蜂蜜少许，以汤液冲服，每小时 1 次。2 剂后，呕吐明显减少，能进食少量稀饭，头晕乏力好转，精神转佳。守上方 7 剂后，诸症消失，病愈［刘运龙.吴茱萸汤在脾胃病中的应用.中国中西医结合消化杂志，2002，10（4）：238］。

★ 胃气虚（胃　气虚）

第 153 条：……今色微黄，手足温者，易愈。

注：烧针后，若其人手足由冷转温，面色不是"青黄"而是"微黄"，说明病证虽危，但胃气尚存，故仲景云"易愈"。所谓"易愈"，仅是与"难治"对比而言。

★ 胃热炽盛，气津两伤（胃　热　气虚　津亏）

第 26 条：服桂枝汤，大汗出后，大烦渴不解，脉洪大者，白虎加人参汤主之。

注：本条论述了太阳病服桂枝汤未遵法度，邪热内入，里热炽盛，气津两伤，转属阳明的证治。因气津两伤，燥热亢盛，故大渴引饮，饮不解渴；阳明里热蒸腾，气血涌盛，故脉见洪大。治宜白虎加人参汤清解燥热，益气生津。

**【验案】（白虎加人参汤）**

陈某，男，51 岁，农民，1987 年 4 月 24 日就诊。因劳作汗出，感受外邪，以致恶寒发热，未经治疗。3 天后，身热炀炀，无汗体痛，自服扑热息痛 3 天，药后大汗出，然汗出热不解，日晡热盛，且右侧胸痛，咳吐黄脓腥臭痰，气喘难卧。胸透示：右中肺脓疡。在当地医院西药抗感染治疗 5 天，咳痰见减，但其身热依然不退，大汗，动则尤甚，咳嗽较剧，口干渴，且言语低弱无力，便干溲黄。舌红苔无，脉大而无力。辨为表解里热炽盛，热迫津泄，肺失清肃，以白虎加人参汤增味。处方：石膏（先煎）、粳米各 100g，肥知母 12g，黄芩、南沙参、北沙参各 20g，桃仁 15g，薏苡仁 60g。另采鲜芦根，每日 0.5kg 煎水频服。及第 3 日，患者热解，汗顿减，胸痛亦除，语声已较前亮。原方续服 4 剂，诸症均已大减，后投麦冬汤清养结合以善后调理，周余痊愈［张卉秋.李鸿翔运用白虎加人参汤验案举隅.浙江中医杂志，2001，（10）：452］。

第 168 条：伤寒若吐若下后，七八日不解，热结在里，表里俱热，时时恶风，大渴，舌上干燥而烦，欲饮水数升者，白虎加人参汤主之。

注：时时恶风，是因热极多汗，肌腠疏松，与表证的恶风不同，其随汗出的或多或少而时作时止。

第 169 条：伤寒无大热，口燥渴，心烦，背微恶寒者，白虎加人参汤主之。

第 170 条：……渴欲饮水，无表证者，白虎加人参汤主之。

第 222 条：若渴欲饮水，口干舌燥者，白虎加人参汤主之。

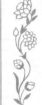

【验案】（白虎加人参汤）

陈某，女，53 岁，退休工人，2004 年 7 月 5 日初诊。自诉 2004 年 6 月 12 日突发高热昏厥，在某医院诊断为病毒性脑膜炎，住院治疗 3 周诸症尽除，惟发热，体温达 38℃～38.5℃，建议出院中医治疗。就诊时患者身热汗多，口干喜饮，大便 3 天未解，小便黄赤，精神尚佳，舌红苔厚少津，脉洪大有力。查体温 38.5℃。此属阳明病，乃白虎汤证，遂投以白虎加人参汤加减：知母 15g，生石膏 35g，人参 15g，苍术 12g，淡竹叶 15g，金银花 15g，连翘 12g，天花粉 15g。予 3 剂煎服。7 月 8 日复诊，自诉服上方 2 剂后热即消退，体温 36.4℃。嘱其不用再服药，饮食调理即可 [樊建. 杂病验案六则. 吉林中医药，2009，29（6）：510]。

⭐ **胃热炽盛（胃 热）**

第 176 条：伤寒脉浮滑，此以表有热，里有寒，白虎汤主之。

注：寒，为邪、为热。

第 182 条：问曰：阳明病外证云何？答曰：身热，汗自出，不恶寒反恶热也。

第188条：伤寒转系阳明者，其人濈然微汗出也。

注：濈然即微微自汗不干。

第198条：阳明病，但头眩，不恶寒，故能食而咳，其人咽必痛。若不咳者，咽不痛。

第206条：阳明病，面合色赤，不可攻之。

第219条：三阳合病，腹满身重，难以转侧，口不仁，面垢，谵语，遗尿。发汗，则谵语；下之，则额上生汗，手足逆冷；若自汗出者，白虎汤主之。

注：腹满为腹胀满；身重，难以转侧，提示因阳明主一身肌肉，热盛则身体沉重，难以转侧；口不仁，是因舌体属胃，胃热太炽，则言语不利；面垢，是因阳明主面，热邪蒸郁，则面部油垢污浊；谵语为热扰神明所致；遗尿为热甚神昏，膀胱不约所致；发汗是指如误用发汗；下之是指如误用攻下；若自汗出者，则津为热迫，可用白虎汤。

【验案】（白虎汤）

王某，男，20岁，学生。平素勤奋好学，读书常至深夜不懈，由于苦志伤肾，阴精不足，致邪气内伏而时常出现腰痛。后又感受风邪，初起身微恶寒，四肢倦怠，口渴，小便赤。前医误为感冒风寒，与辛散之剂不效，身热不退，汗出而不恶寒，头上汗出，面目俱赤，语声重浊，烦渴引饮，大小便闭塞，至下午发热尤甚，体温可达40℃以上，神识时有昏蒙。舌苔燥黄，脉象浮洪。西医检查未见明显阳性体征。此系郁热内伏，时邪外束所致。在初起之时误服辛散之品以伤胃津，津液已伤则口渴

下篇　《伤寒论》三阳三阴病证的实质证型研究

便燥；热邪上冲，故面目俱赤，语声重浊。诊为热邪郁于阳明，治宜辛凉重剂，以宣邪透表。故以白虎汤加清解之品治之。处方：生石膏30g，知母18g，粳米、银花、连翘各15g，栀子10g，甘草6g。另紫雪散1.5g，高热时每日服1次。3剂后见微汗而热退，烦渴止，惟心烦不减。诊脉左脉较为和缓，右脉细数，再以清热养阴之剂调理而愈［李宝丽.白虎汤治验举隅.浙江中医杂志，2001，36（12）：536］。

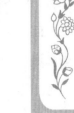

第221条：阳明病，脉浮而紧，咽燥，口苦，腹满而喘，发热汗出，不恶寒反恶热，身重。

注：浮为经热盛，紧为邪气实。

第236条：阳明病，发热汗出者，此为热越，不能发黄也。

⭐ **胃热气滞（胃 热 气滞）**

第70条：……不恶寒，但热者，实也，当和胃气，与调胃承气汤。

第151条：脉浮而紧，而复下之，紧反入里，则作痞。按之自濡，但气痞耳。

注1：痞是指胸腹间如物填塞，胀闷不舒，由气机阻滞，升降失常所致。邪阻胃脘，按之濡软不痛者，称心下痞。

注2：无形之热结聚于胃脘而成"痞"。

注3：本条应属大黄黄连泻心汤的主证。

第154条：心下痞，按之濡，其脉关上浮者，大黄黄连泻心汤主之。

注：心下痞，患者自觉胃脘部有堵闷痞塞之感，不痛，按之柔软，多伴口渴、心烦、舌红苔黄。关为中焦；浮为阳热之脉。

**【验案】（大黄黄连泻心汤）**

孙某，男，62岁。经常性鼻衄，达6年之久，近日鼻衄又犯，出血量较多，伴见心烦不眠，心下痞满，小便色黄，大便秘结，舌质发紫，舌尖红赤，脉弦数。为心胃火炽，上犯阳络，当泻火气以安血络。处方：大黄6g，黄连6g，黄芩6g，用沸开水泡渍，代茶饮服。1剂而愈（刘渡舟.经方临证指南.天津：天津科学技术出版社，1993：53）。

第207条：阳明病，不吐，不下，心烦者，可与调胃承气汤。

注：阳明病欲吐不吐，欲下不下，嘈杂恶心，当泄热调胃。

第248条：太阳病三日，发汗不解，蒸蒸发热者，属胃也，调胃承气汤主之。

注：太阳病仅仅才三日，发汗之后，应当热退身凉，今汗后仍发热，所以说"不解"。但这不解之热与一般太阳病的发热不同，太阳病之发热属表热，扪之始热，且兼恶寒，脉象必浮，苔薄不黄。而汗后"不解"之热属于里热，近之即热，必不恶寒反恶热，脉象不浮，舌苔或黄。属胃也，即热自内发的意思，故不宜扬汤止沸，只宜釜底抽薪。但时间太短，不可能形成燥屎硬便，因此不用枳朴，而以调胃承气汤凉泄里热。本

条症状可兼腹胀满。

第249条：伤寒吐后，腹胀满者，与调胃承气汤。

注：可兼蒸蒸发热。

**【验案】（调胃承气汤）**

黄某，男，13岁，2002年10月10日初诊。患儿于9日下午贪食柿子5个，出现夜间发热、腹痛，来本院急诊。经补液，加用先锋必素等治疗，仍高热不退。现症见：发热（体温40.5℃），大便两天未解，腹痛拒按，面垢，舌红苔黄，脉数。证属阳明食滞发热，治以消食导滞，方用调胃承气汤。处方：大黄15g，芒硝（溶化）10g，甘草4g。水煎，每剂分2次服。药后解臭大便3次，腹痛顿失，发热渐降至正常，嘱服稀粥调养［丁培孙．经方治验3则．新中医，2003，35（5）：66］。

### ★ 胃虚气逆（胃 气虚 气逆）

第158条：伤寒中风，医反下之，其人下利日数十行，谷不化，腹中雷鸣，心下痞鞕而满，干呕，心烦不得安。医见心下痞，谓病不尽，复下之，其痞益甚。此非结热，但以胃中虚，客气上逆，故使鞕也。甘草泻心汤主之。

注：腹中雷鸣，提示水湿在腹中流走。

**【验案】（甘草泻心汤）**

何某，男，37岁，2009年8月10日初诊。胃病15年，小腹隐隐作痛2年，痛则欲便，便后痛减，肠鸣辘辘，大便稀溏，一日少则2~3次，多则5~6次，肛门坠胀，便意不净。每遇饮食不慎（进食稍多、油腻稍重、进食生冷食物）即复发。肠镜检查未见明显异常。先后在各医院多次诊治无效，故来诊。查体：左下腹压痛，舌质红苔薄黄，脉濡。证属脾胃虚弱，升降失常。法宜和胃补中，升清止泻，予甘草泻心汤加减：甘草10g，半夏15g，黄芩15g，黄连6g，人参15g，乌贼骨30g，瓦楞子30g，苍术15g，厚朴15g，茯苓30g，山药30g，莲子30g，菟丝子30g。间歇配用中药煎剂（党参、焦白术、五倍子、蒲公英、苦参、黄柏、败酱草、乌梅各30g，干姜、茯苓各15g，黄连10g）每日临睡前保留灌肠。2剂即大便成形，腹痛好转，尚有肠鸣，左下腹仍压痛，每晨4时上腹痛。续服4剂，大便正常，腹痛消失。以资生健脾丸善后。嘱其治疗期间禁食寒凉、生冷、辛辣及不洁食物，恐食复。随访半年未再发作［陈太全，杨艳.甘草泻心汤在消化内科的临床应用举隅.中国民族民间医药杂志，2011，（23）：84］。

⭐ **胃虚饮逆（胃 气虚 饮 气逆）**

第161条：伤寒发汗，若吐，若下，解后，心下痞鞕，噫气不除者，旋覆代赭汤主之。

注：噫气是指胃中之气上逆而出，微有声响，又称"嗳气"。

**【验案】（旋覆代赭汤）**

黄某，女，12 岁。曾患脑膜脑炎，经治疗后已愈，遗有呃逆一症，伴不欲饮食。前医以为温病伤阴，用五汁饮及叶氏益胃汤等，反添胃中发凉之症。舌苔白略腻，脉弦无力。此胃脘阳虚，津聚为饮，内夹肝气上逆所致。处方：旋覆花 9g，代赭石 6g，生姜 15g，党参 6g，半夏 9g，大枣 7 枚，炙甘草 6g。服药 3 剂后，呃逆止，胃冷除而饮食增。方中又加茯苓 15g，陈皮 9g，4 剂而安（刘渡舟.经方临证指南. 天津：天津科学技术出版社，1993：65）。

★ **胃虚饮停食积（胃 气虚 饮 食积）**

第 157 条：伤寒汗出解之后，胃中不和，心下痞鞕，干噫食臭，胁下有水气，腹中雷鸣下利者，生姜泻心汤主之。

注：虚为气虚。

**【验案】（生姜泻心汤）**

丁某，男，47 岁。患心下痞满，时而隆起一软包如鸡蛋大小，按之而痛，两胁下鸣响不适，嗳气频作，口苦纳减，并见面目浮肿，小便不利，大便不成形，每日三四次。舌苔白厚，脉沉弦滑。证属脾胃不和，寒热之气痞塞于中，兼夹胁下有饮气。处方：生姜 12g，干姜 3g，黄连 4.5g，黄芩 4.5g，党参 9g，茯苓 18g，半夏 9g，炙甘草 6g，大枣 12 枚。仅服 2 剂则诸症悉减，心下隆起之包块平消未作，小便利而饮食增。上方又服 6 剂而安（刘渡舟.经方临证指南. 天津：天津科学技术出版社，1993：62）。

### ★ 胃阳败绝（胃 亡阳）

第333条：伤寒脉迟六七日，而反与黄芩汤彻其热。脉迟为寒，今与黄芩汤复除其热，腹中应冷，当不能食，今反能食，此名除中，必死。

注：除中是指不应当能食而反能食。

第369条：伤寒下利日十余行，脉反实者，死。

注：《内经》真脏脉独现，脉应微弱沉迟，脉证不符，这是胃气已经败绝之象。

### ★ 胃阳虚（重），水饮内聚（胃 阳虚 水 饮）

第197条：阳明病，反无汗而小便利，二三日呕而咳，手足厥者，必苦头痛；若不咳、不呕，手足不厥者，头不痛。

注1：反无汗，是因中阳不运，水气不布，故无汗；小便利，提示寒饮留滞中焦而无关下焦气化；必苦头痛，提示病势向上侵犯，头为诸阳之会，水寒上逆，所以必患头痛。

注2：可处方温中化饮降逆之吴茱萸汤。

### ★ 胃阳虚（胃 阳虚）

第29条：……得之便厥，咽中干，烦躁，吐逆者，作甘草干姜汤与之，以复其阳。

注：得之便厥，为阳虚不暖四肢；咽中干，烦躁，为阳虚及阴；吐逆，为阳虚生内寒，阴寒干胃，胃气上逆。

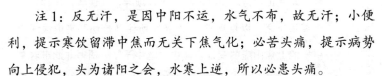

**【验案】（甘草干姜汤）**

吕某，女，67岁。患慢性咽部疼痛十余年，时作时止。发作时仅以西瓜霜含片等润之，略解燃眉，来诊时正值发作，自言痛势不甚，只是干痒难耐，数日不解，不能正常饮食、睡眠。查神疲气怯，面色淡黄，色淡无华，咽部未见明显红肿，舌淡苔润，脉沉缓，双寸无力。自言火大，不禁令笔者起疑。综观患者脉证，并未见明显火热之象，相反是证类虚寒，养阴清热之剂不可遽投。况且询问之下，患者亦曾用过清热泻火之剂，并无显效。其证果然是上焦虚寒所致，因思及《伤寒论》中言："伤寒，脉浮，自汗出，小便数，心烦，微恶寒，脚挛急，反与桂枝攻其表，此误也。得之便厥，咽中干，烦躁，吐逆者，作甘草干姜汤与之，以复其阳。"此条文所论乃是伤寒夹虚误汗引发的上焦阳虚的变证，其中"咽中干"一语得非此患者咽痛干痒之旁证耶，并且"虚寒咽痛"少阴病等篇多有提及，属寒邪客之者，主以半夏散及汤，亦散寒通阳之意也。且考病家痛势绵绵、红肿不显，定非实热之征，神疲气怯、舌淡苔润、双寸无力，属虚寒者何疑，乃遵经旨，放胆投以甘草干姜汤。处方：甘草30g，干姜15g，桔梗10g。1剂知，4剂已，连进10剂，年余未发。药仅3味，而其效若斯[李权英.甘草干姜汤治验举隅.长春中医药大学学报，2009，25（3）：359]。

第120条：太阳病，当恶寒发热，今自汗出，反不恶寒发热，关上脉细数者，以医吐之过也。一二日吐之者，腹中饥，口不能食；三四日吐之者，不喜糜粥，欲食冷食，朝食暮吐，以医吐之所致也，此为小逆。

注1：脉细数为假象，必数而无力，此乃吐后中阳受损，胃中虚冷；欲食冷食为假象；朝为阳气隆，暮为阴气盛，胃寒者多朝食暮吐，胃热者多食已即吐。有时候患者的喜恶也不一定反映疾病的本质，其要点还在于四诊合参，全面而综合地分析。

注2：常器之处方小半夏汤或干姜汤；《类证活人书》处方大小半夏加茯苓汤、半夏生姜汤。

第122条：病人脉数，数为热，当消谷引食，而反吐者，此以发汗，令阳气微，膈气虚，脉乃数也。数为客热，不能消谷，以胃中虚冷，故吐也。

注：此舌苔必白滑，口中不渴，或口干而不欲饮；从证测药，应温胃降逆，如理中汤、吴茱萸汤。脉乃数也，为定数而无力；客，为虚。

第191条：阳明病，若中寒者，不能食，小便不利，手足濈然汗出，此欲作固瘕，必大便初鞕后溏。所以然者，以胃中冷，水谷不别故也。

注：不能食，为中焦虚寒，受纳无权；中焦虚寒，水谷不别，则小便不利，而大便初头硬后溏泻；手足濈然汗出，为中阳不足，阳不摄阴（应是冷汗）。当用理中汤等。

第194条：阳明病，不能食，攻其热必哕，所以然者，胃中虚冷故也。以其人本虚，攻其热必哕。

注：攻其热必哕，即误用苦寒药必呃逆。

第226条：若胃中虚冷，不能食者，饮水则哕。

### ⭐ 胃阳虚水停（胃 阳虚 水）

第 73 条：……不渴者，茯苓甘草汤主之。

注：应有心下悸、厥逆、小便利等。

### ⭐ 胃实气逆（实 胃 气逆）

第 381 条：伤寒哕而腹满，视其前后，知何部不利，利之即愈。

注："哕"表现为声响亮、高亢、连续不断等。

### ⭐ 胃阳浮水寒（胃 阳浮 水 寒）

第 380 条：伤寒，大吐大下之，极虚，复极汗者，其人外气怫郁，复与之水以发其汗，因得哕。所以然者，胃中寒冷故也。

注：以为误治后正气大虚，体表无汗而有郁热。复与之水以发其汗，是指误认表邪未解，反给饮水发汗。

### ⭐ 寒邪阻胃，阳气内郁（寒 胃 阳郁）

第 309 条：少阴病，吐利，手足逆冷，烦躁欲死者，吴茱萸汤主之。

注：吐利，为胃寒生浊，升降失司；手足逆冷为阳气阻遏；烦躁欲死，为寒邪阻塞中焦。用吴茱萸汤可温胃降浊。

某女，32岁。主诉胃脘疼痛，多吐涎水而心烦。查舌质淡嫩，苔水滑，脉弦无力。初以为胃中有寒而少阳不足，投以桂枝甘草汤加木香、砂仁，无效。再询其症，有烦躁夜甚，涌吐清涎绵绵不绝，且头额作痛。辨为肝胃虚寒夹饮。处方：吴茱萸9g，生姜15g，党参12g，大枣12枚。服3剂后诸症皆消（刘渡舟.经方临证指南.天津：天津科学技术出版社，1993，124）。

## （5）脑（神）

### ★ 热闭神明（热 闭 神）

第268条：三阳合病，脉浮大，上关上，但欲眠睡，目合则汗。

注1：浮为太阳之脉，大为阳明之脉；上关上，为其脉长直有力，即弦；但欲眠睡，为热盛神昏；目合则汗，为阳胜争于阴中之汗出也，应为盗汗。

注2：目合则阳气入于里，以热得阳，其热益盛，盛热迫津。

## （6）子宫

### ★ 热入胞宫（热 胞宫）

第143条：妇人中风，发热恶寒，经水适来，得之七八日，热除而脉迟，身凉，胸胁下满，如结胸状，谵语者，此为热入血室也，当刺期门，随其实而取之。

注：热除而脉迟、身凉、胸胁下满，提示表证已罢。如结胸状，为邪入而血行阻滞，邪热内郁；期门为肝的募穴。热入

血室常见于妇女经期外感，或经期冒雨涉水，症见寒热如疟、烦躁不安、少腹拘急、经水中断，甚则少腹疼痛拒按，可小柴胡汤加减。

第 144 条：妇人中风，七八日续得寒热，发作有时，经水适断者，此为热入血室，其血必结，故使如疟状，发作有时，小柴胡汤主之。

【验案】（小柴胡汤）

张某，女，42 岁。适逢经期第 3 天，在下班途中淋雨感寒，夜间起恶寒发热，鼻塞流涕，第 2 日头痛、寒热往来、骨节不舒。现经水将尽，纳谷不佳，二便尚调，舌质红，苔薄黄，脉细弦。予以小柴胡汤加减：柴胡 10g，黄芩 10g，赤芍 10g，白芍 10g，法半夏 6g，炙甘草 3g，大生地 10g，生茜草 10g，云茯苓 10g，炒丹皮 10g。每日服 1 剂，连服 3 日后，热解病除［周惠芳.《伤寒论》方妇科临床应用举隅.江苏中医药,2005,26（11）:47］。

第 145 条：妇人伤寒，发热，经水适来，昼日明了，暮则谵语，如见鬼状者，此为热入血室。无犯胃气及上二焦，必自愈。

注 1：暮属阴、属血；热入血室，提示病在下焦；无犯胃气及上二焦，提示不可滥治。

注 2：治法可刺期门，或用小柴胡汤。

第 216 条：阳明病，下血，谵语者，此为热入血室。但头汗出者，刺期门，随其实而泻之，濈然汗出则愈。

## 2. 脏

### （1）肺

#### ★ 风寒束肺（风 寒 肺）

第 36 条：太阳与阳明合病，喘而胸满者，不可下，宜麻黄汤。

注："宜""与""可与"，应视病情变通。

#### ★ 邪热壅肺（热 肺）

第 63 条：发汗后，不可更行桂枝汤。汗出而喘，无大热者，可与麻黄杏仁甘草石膏汤。

注：无大热，即外无大热。

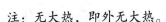

【验案】（麻黄杏仁甘草石膏汤）

李某，男，2 岁。初得伤寒，高热（体温 39℃），无汗，舌苔白润，脉浮数。予麻黄汤原方 1 剂，服药后得汗出，体温降至 37.5℃，但又出现严重咳嗽，呼吸气急，有痰，汗出，舌红苔略黄，脉滑数。此为邪气化热闭肺所致，急疏麻杏甘石汤，服两剂后，热退咳平（刘渡舟 . 经方临证指南 . 天津：天津科学技术出版社，1993：27）。

下篇 《伤寒论》三阳三阴病证的实质证型研究

第 162 条：下后，不可更行桂枝汤。若汗出而喘，无大热者，可与**麻黄杏子甘草石膏汤**。

注：无大热，即外无大热。

### ⭐ 寒饮伤肺（寒 饮 肺）

第 75 条：……发汗后，饮水多必喘；以水灌之亦喘。

注：发汗后，提示肌腠空虚；以水灌之亦喘，是指贸然洗浴，水寒之气从皮毛侵入，肺气失宣而作喘。

### （2）脾

### ⭐ 风寒湿阻滞脾经（风 寒 湿 脾）

第 274 条：太阴中风，四肢烦疼，阳微阴涩而长者，为欲愈。

注：阳微示风邪欲解；阴涩为里不足；而长是指转为长脉（正气来复）。

### ⭐ 脾气滞血瘀（脾 气滞 血瘀）

第 279 条（上）：本太阳病，医反下之，因而腹满时痛者，属太阴也，桂枝加芍药汤主之（本条属**脾气滞血瘀**之轻证）。

注：桂枝加芍药汤能通阳益脾，活络止痛，用于脘腹胀满而疼痛，痛性不甚，痛处不移，舌淡或边紫或有瘀点，苔薄，脉迟或弱或涩。

【验案】（桂枝加芍药汤）

张某，女，32岁。每当午后即觉腹中疼痛，痛时自觉腹肌向内抽掣拘急。饮食二便基本正常，但月经衍期，每次行经需10天左右，经色黑紫，夹有血块。脉弦细如按刀刃，舌质绛紫，苔薄白润。证属脾之气血不和，而肝木横逆克犯脾土。治宜平肝缓急，调和气血。处方：桂枝10g，白芍30g，生姜10g，大枣12枚，炙甘草10g。连服6剂，腹痛止，拘急解。转方用当归芍药散而愈（刘渡舟.经方临证指南.天津：天津科学技术出版社，1993：11）。

第279条（下）：……大实痛者，桂枝加大黄汤主之（本条属脾气滞血瘀之重证）。

注1：大实痛是指腹痛剧烈而持续。

注2：桂枝加大黄汤用于脘腹胀满而疼痛，痛性较剧，痛处不移，或大便不调，或饮食欠佳，舌质紫或有紫斑，脉沉涩。

【验案】（桂枝加大黄汤）

李某，男，36岁。患慢性痢疾，多年屡治不愈，症见大便下痢夹有红白黏液，里急后重，每日三四次，伴腹满疼痛拒按。脉弦有力，舌质绛苔黄。此证虽然脾胃气血不和，但又夹有阳明凝滞之实邪，积邪不去，则下利不能止。法当加大黄以通腑气，扫除肠中腐秽。处方：桂枝9g，白芍18g，生姜9g，大枣10枚，炙甘草6g，大黄6g，3剂。嘱一次煎煮顿服。服药后大便畅利，泻下皆黏腻臭秽之物，而后下利日渐轻缓（刘渡舟.经方临证指南.天津：天津科学技术出版社，1993：12）。

下篇 《伤寒论》三阳三阴病证的实质证型研究

## ★ 脾虚寒湿（脾 阳虚 湿）

第81条：凡用栀子汤，病人旧微溏者，不可与服之。

注：栀子汤苦寒，伤脾滑肠，若平素大便溏薄，虽虚烦、懊憹，不可径用，栀子干姜汤可参。

第187条：伤寒脉浮而缓，手足自温者，是为系在太阴。太阴者，身当发黄……

注：小便利则湿从燥化，不能发黄，而发展为阳明病；小便不利，水停为湿，则发展为太阴病。

第259条：伤寒发汗已，身目为黄，所以然者，以寒湿在里不解故也。以为不可下也，于寒湿中求之。

注：本条伤寒非一般发热恶寒之伤寒，当属"伤寒脉浮而缓，手足自温者"。寒湿发黄证为机体虽有邪热，但热郁不甚，仅能形成热郁蒸湿之势而发黄，却不能热化为阳热实证，其邪热蒸湿发黄是一局部、短暂的过程，而证的总体演变仍是从阴化寒。

第273条：太阴之为病，腹满而吐，食不下，自利益甚，时腹自痛。若下之，必胸下结鞕。

注：必胸下结硬，是指误下必重挫中焦阳气，致阳虚里寒益甚，寒湿滞塞，气血凝聚；胸下，为胃脘之谓。

第277条：自利不渴者，属太阴，以其脏有寒故也，当温之。宜服四逆辈。

第278条：伤寒脉浮而缓，手足自温者，系在太阴。太阴当发身黄；若小便自利者，不能发黄。至七八日，虽暴烦下利，日十余行，必自止。以脾家实，腐秽当去故也。

## ⭐ 脾虚湿停（脾 气虚 湿）

第238条：……腹微满，初头鞕后必溏，不可攻之。

## ⭐ 脾阳虚气滞（脾 阳虚 气滞）

第66条：发汗后，腹胀满者，厚朴生姜半夏甘草人参汤主之。

【验案】（厚朴生姜半夏甘草人参汤）

方某，男，32岁，干部，2001年9月21日初诊。患者腹胀1年余，每于食后出现脘腹胀满，矢气后得减，腹壁触之柔软微痛，食少不饥，大便溏薄，每日2～3次，有时失眠，舌淡苔白，脉沉弦。证属脾虚气滞，宜用厚朴生姜半夏甘草人参汤消补并行。处方：厚朴12g，半夏10g，甘草6g，党参15g，焦白术10g，枳壳6g，焦山楂10g，陈皮10g，薏苡仁15g。水煎服，每日1剂。5剂后脘腹胀满减轻。上方加减继服5剂，患者欣然告之，病已痊愈［时建山. 经方治验5则. 河南中医，2004，24（4）：7］。

## ⭐ 脾阳虚兼饮停气逆（脾 阳虚 饮 气逆）

第67条：伤寒，若吐、若下后，心下逆满，气上冲胸，起则头眩，脉沉紧，发汗则动经，身为振振摇者，茯苓桂枝白术甘草汤主之。

注：脾阳虚水气上冲，若发汗则影响经脉，所以禁用汗法。

【验案】（茯苓桂枝白术甘草汤）

陈某，女，52岁。患者头晕，心悸，胸中满闷，每到夜晚则气上冲胸，诸症随上冲之势而加剧。伴有面部虚浮，目下色青，下肢轻度浮肿，小便短少不利，口虽渴但不欲饮水，强饮则胃中痞闷。问其人便反而秘结不通，五六日一次，坚如羊屎。舌质淡胖，脉沉滑无力。此为心脾阳气两虚，脾阳不运，则水气内停，心阳不振，水气上逆。水气上冲，阴来搏阳，所以头晕、心悸、胸闷；水气不化津液，不能布行，则小便不利而大便反秘；水气外溢皮肤则为浮肿。治疗当以温通心阳，气化津液，降冲伐水为主。处方：茯苓30g，桂枝10g，白术10g，炙甘草6g。服药2剂后，气上冲胸及头晕、心悸等症得以控制。上方加肉桂3g，泽泻10g，助阳消阴，利水行津。又服2剂，口渴止，小便利而大便下。最后采用脾肾双温之法，又合用真武汤使阳回阴消，精神振奋（刘渡舟.经方临证指南.天津：天津科学技术出版社，1993：29）。

## ★ 脾阳气虚兼气滞血瘀（脾 阳虚 气虚 气滞 血瘀）

第280条：太阴为病，脉弱，其人续自便利，设当行大黄、芍药者，宜减之，以其人胃气弱，易动故也。

注：设当行大黄、芍药者，是指假设有腹满时痛或大实痛，需用大黄、芍药者。

（3）心

⭐ 心阳虚（心 阳虚）

第 64 条：发汗过多，其人叉手自冒心，心下悸欲得按者，桂枝甘草汤主之。

注：症状当有心悸、胸闷、汗出、悸则按之舒，甚者面㿠白、形寒、喜温、舌淡苔薄、脉虚无力等。

【验案】（桂枝甘草汤）

任某，男，32 岁，工人，1993 年 8 月 25 日初诊。患者 1 个月前因感冒，出现恶寒发热，经诊治用药后大汗淋漓，热退病愈。而后即见胸部经常汗出，初不介意，后渐感神疲乏力，继作心悸不宁，急于求医。诊时惟胸部汗出淋漓遍及两胁，无发热恶寒，伴有心悸不宁，入夜尤甚，口干思饮，舌红，少苔，脉沉细。查心电图：窦性心律，心电图正常。证属心阳不足，心阴内亏。治宜和中通阳，益气生津敛汗，方以桂枝甘草汤合生脉散。处方：桂枝、炙甘草各 10g，太子参、黄芪各 30g，麦冬、五味子、玉竹各 15g。3 剂水煎服。二诊：药后胸汗明显减少，心悸稍平，纳增神佳。守方再进 3 剂，诸症悉除。继用原方进退，调治 1 周而康复 [ 苏晋梅，陈晓峰，原培稼 . 仲景方临证治验 . 长治医学学院学报，1996：10（2）：175 ]。

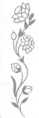

⭐ 心阴阳气血虚（心 阴虚 阳虚 气虚 血虚）

第 177 条：伤寒脉结代，心动悸，炙甘草汤主之。

下篇 《伤寒论》三阳三阴病证的实质证型研究

注：炙甘草汤用于脉或结或代或细，心动悸，怔忡，自汗或盗汗，胸闷，气短，面色不华，头晕，两颧暗红，或痰带血丝，舌淡或红，或口唇发青紫，苔少。

**【验案】（炙甘草汤）**

靳某，女，33岁，农民，1993年3月2日初诊。半年前患者感冒发热后，经常出现心悸、心烦、胸闷，每于精神紧张及过劳时加重。经某医院检查诊断为心律不齐。查心电图偶见室性早搏，呈二、三联律。用西药治疗好转。近日劳累上述症状加重，求治于余。现症见：心悸胸闷，心烦易怒，夜寐不安，周身乏力，面色少华，舌红少苔，脉细、时结代。证属心阴虚，血不养心。治以益气滋阴，养血宁神，方用炙甘草汤加减。处方：炙甘草20g，生地30g，麦冬30g，阿胶（烊冲）15g，麻仁、白芍、当归各10g，桂枝5g，夜交藤30g，五味子15g。服药5剂后，诸症均减，夜寐亦安。继服5剂，诸症消失，复查心电图已正常 [苏晋梅，陈晓峰，原培稼.仲景方临证治验.长治医学院学报，1996：10（2）175]。

## （4）肾

### ★ 肾气虚脱（肾 气脱）

第299条：少阴病六七日，息高者，死。

注：息高者，是指呼吸浅表（吸气少，呼气多）。

### ⭐ 肾阳虚（肾　阳虚）

第 29 条：……若重发汗，复加烧针者，四逆汤主之。

### ⭐ 肾阳虚水寒（肾　阳虚　水　寒）

第 82 条：太阳病发汗，汗出不解，其人仍发热，心下悸，头眩，身𧮪动，振振欲擗地者，真武汤主之。

注：发热为虚阳外越；身𧮪动，振振欲擗地者，为阳虚而筋脉失于温养。

[验案]（真武汤）

张某，男，49 岁，1999 年 7 月 4 日初诊。患者素有哮喘，每遇感冒或劳累即发。今因劳动后汗出当风，出现恶寒发热，喘咳心悸，胸闷如石压，喉中如有物上涌，张口吸气。曾服小青龙汤，致大汗出，头目昏眩难以自主，动则更甚，面青肢冷，心悸短气，喘咳不得平卧，小便不利，舌质淡，六脉沉欲绝。此误汗伤阳，水气上逆。方用真武汤加味：炮附片 30g（先煎 50 分钟），白术 12g，白芍 12g，茯苓 15g，桂枝 9g，补骨脂 12g，五味子 6g，生姜 30g（另煎浓汁，一半入药，一半合红糖另服）。水煎 3 次，头煎一次顿服，二煎、三煎不拘次数，频频饮服，每日 1 剂。服上药后，诸症得减，生姜减至 15g，桂枝易为肉桂，连服 4 剂后诸症消失，乃以右归丸调理善后而愈 [徐难同，吕红.真武汤临床应用举隅.中国中医急症，2002，11（6）：506]。

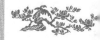

下篇　《伤寒论》三阳三阴病证的实质证型研究

第284条：少阴病，咳而下利谵语者⋯⋯以强责少阴汗也。

注：方用温阳祛寒之真武汤。

第316条：少阴病，二三日不已，至四五日，腹痛，小便不利，四肢沉重疼痛，自下利者，此为有水气。其人或咳，或小便利，或下利，或呕者，真武汤主之。

注：腹痛，为筋脉拘急；小便不利，为阳虚气化失职；四肢沉重疼痛，为水寒之气浸渍四肢；或咳，为犯肺；或小便利，为阳虚不制水；或下利，为下趋大肠；或呕，为冲逆于胃。

【验案】（真武汤）

孙某，女，60岁。左上腹部隐隐冷痛如手掌大，每于子夜时分疼痛发作，丑时腹泻，完谷不化，有黏液如涕，或如烂柿，腹中雷鸣，出冷汗，纳食减少。经服胃舒平、酵母片及温胃理气等中药无效，病程已有3个多月，询知病证起于天寒食冷，因体阳虚弱，以致脾肾俱寒。先用附子粳米汤，服2剂后胃痛、肠鸣减轻。再诊时告知后背恶寒而疼痛，改用真武汤温阳利水，以治寒邪。处方：附子15g，生姜15g，白芍10g，白术10g，茯苓15g。2剂后腹背疼痛止，恶寒轻，腹泻未作。因左胁有时作痛，是寒邪犯于厥阴，于上方中加入吴茱萸15g，又服1剂而症消（刘渡舟．经方临证指南．天津：天津科学技术出版社，1993：109）。

⭐ **肾阳虚，虚阳浮越（肾 阳虚 阳浮）**

第317条：少阴病，下利清谷，里寒外热，手足厥逆，脉微欲绝，身反不恶寒，其人面色赤，或腹痛，或干呕，或咽痛，或利止脉不出者，通脉四逆汤主之（本条属**肾阳虚，虚阳浮越之重证**）。

注：下利清谷，为阳虚寒凝，水谷不别；手足厥逆，为阳衰不足以温达四肢；脉微欲绝，为阳衰不能鼓舞脉气；身反不恶寒，其人面色赤，为无根虚阳浮越之真寒假热。腹痛则加芍药；干呕加生姜；咽痛则加桔梗；脉不出，脉仍沉微欲绝，则加人参。

【验案】（通脉四逆汤）

数年前邻村一老妪，夙秉阳虚，老来益甚。病外感他医尽投汗剂，延十余日，发热渐止而病态日甚，神迷口噤。家属观其无望，以备衾椁。邀余诊时，视其形体羸弱，闭目覆被，面里踡卧。细诊面色虽赤而舌尤白润，手足逆冷，脉微欲绝。询其小溲清长，大便溏薄。乃素体阳虚，寒邪直中少阴，误汗更损其阳，阳气大衰，阴寒内盛，格阳于外之阴盛格阳证无疑。遂投通脉四逆汤加味：熟附片30g，干姜10g，甘草10g，红参20g（另炖），葱白7根，嘱急煎灌服。翌日家属欣喜来告：病情显有好转，再请复诊。观其面赤已去，双目已睁，四肢感温，脉有浮起，然大便仍溏。上方加煨肉蔻12g，焦白术15g，2剂泻止，体温回升，脉浮稍数。断为少阴里寒，势从表解，遂拟人参四逆加桂枝10g。服药2剂，身有微汗，脉象和缓，只觉神倦、短气、乏力，以炙甘草汤调理数日康复［王学平.《伤寒论》少阴寒化证证治举隅.中国中医急症,2011,20（7）:1084］。

第366条：下利脉沉而迟，其人面少赤，身有微热，下利清谷者，必郁冒汗出而解，病人必微厥，所以然者，其面戴阳，下虚故也（本条属**肾阳虚，虚阳浮越之轻证**）。

注：如阳气能与阴邪相争，正胜驱邪从肌表出，则有"必郁冒汗出而解"之转机；从"面少赤""身有微热""必微厥"来看，本条比第317条病轻。

### ★ 肾阴虚火旺（肾 阴虚）

第310条：少阴病，下利，咽痛，胸满，心烦，猪肤汤主之。

注1：下利，为虚热迫肠，多伴脐腹灼痛、虚坐努责、食少、舌红少苔；咽痛，表现为干痛失润、红肿不甚、痛轻。

注2：猪肤汤，为猪肤加白粉和蜜。猪肤咸寒入肾，滋肾水；白粉即白米粉，《名医别录》言其："甘、平，归脾胃经，补脾益气，和中止利，除烦；蜂蜜甘寒润肺，清上炎之虚火。

【验案】（猪肤汤）

某女，20岁。因歌唱过度而致咽喉疼痛，声音嘶哑，屡服麦冬、胖大海之类药物无效，适值演出之时，心情十分焦急。视其舌质红而少苔，脉细，辨为肺肾阴虚，虚火上扰之"金破不鸣"证。处方：净猪肤半斤。上一味，熬汤成后调入鸡子白，徐徐呷服，服药尽则咽痛止而音哑除（刘渡舟.经方临证指南.天津：天津科学技术出版社，1993：118）。

（5）肝

⭐ **肝血虚寒伏（肝 血虚 寒）**

第351条：手足厥寒，脉细欲绝者，当归四逆汤主之。

注1：当有头晕、面苍白。

注2：当归四逆汤用于手足麻木，爪甲不荣，目涩，舌淡苔白，脉细欲绝或涩，或体痛，或月经衍期，或痛经。

注3：属虚寒者，治用四逆汤；属热郁者，治用四逆散；属热郁深重者，治用白虎汤或承气汤。

**【验案】（当归四逆汤）**

郭某，男，28岁。患者腰臀部疼痛酸麻，入夜尤甚，疼痛难以转侧，诊其脉浮弦而细，证属血虚寒凝。处方：当归12g，桂枝9g，白芍9g，细辛6g，通草6g，大枣15枚。服3剂后痛麻俱减。上方加入桃仁、红花、炒穿山甲各3g，又服3剂而愈（刘渡舟.经方临证指南.天津：天津科学技术出版社，1993：129）。

第352条：若其人内有久寒者，宜当归四逆加吴茱萸生姜汤（本条属**肝血虚寒伏之久证**）。

注：应用此方时当有手足厥寒，脉细欲绝，巅顶痛，干呕，吐涎沫，或寒疝、癥瘕等。

【验案】（当归四逆加吴茱萸生姜汤）

患者，女，23岁，1997年11月20日初诊。患者5年前时值月经初潮，上学路上淋雨，引发痛经，以后每月行经第1天即腹痛难忍，伴恶心、恶寒、不思饮食、头晕，只能卧床休息，曾口服止痛片、肌注度冷丁针剂，暂时缓解。后服艾附暖宫丸、乌鸡白凤丸、温经汤曾收一时之功。在进入大学后，因冬天教室寒冷，使病情加重，服上药罔效，故来诊。现症见：精神萎靡，面色苍白，冷汗出，四肢厥冷，经人搀入病室，腹痛剧烈，呻吟不止，已1天未进米水，头晕恶心，呕吐，恶寒，舌淡苔白，脉沉细。证属阳气不足，血虚寒凝，外受寒邪。治宜养血通脉，温阳祛寒，方以当归四逆加吴茱萸生姜汤加减：当归12g，桂枝9g，白芍9g，细辛1.5g，甘草5g，通草3g，吴茱萸5g，生姜15g，大枣15g。2剂后症状消失，以后每月月经来潮前5天服5剂，两个月经周期后痊愈，随访1年未复发［仲学龙，冯长江.当归四逆加吴茱萸生姜汤新用.时珍国医国药，2005，16（11）：1140］。

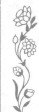

⭐ **肝阴不足（肝 阴虚）**

第29条：……若厥愈足温者，更作芍药甘草汤与之，其脚即伸。

注1：芍药甘草汤用于两胫拘急或四肢关节筋脉活动不便，或手足麻木而痛，或目涩，舌红苔薄，脉细。

注2：先回阳，后救阴，此治阴阳俱虚病证的一般次序。

**【验案】（芍药甘草汤）** 刘某，男，68岁。有高血压病史七八年。患者两足胫拘挛已1年余，同时头晕而两目视物模糊不清。舌红苔薄白，脉弦。辨为肝血虚少之病变。《素问.五脏生成》说："人卧，血归于肝，肝受血而能视，足受血而能步……"今肝血不足，筋脉失养，故足胫拘挛，目睛视物不明。处方：生白芍30g，炙甘草12g。服药3剂后，足胫拘挛明显缓解。又服6剂，拘挛消失，视物清晰，但仍头晕，转用平肝息风之法调治而愈（刘渡舟.经方临证指南.天津：天津科学技术出版社，1993：132）。

## 3. 胸膈、少腹

### （1）胸膈

#### ★ 热扰胸膈（热 胸膈）

第76条：……发汗、吐下后，虚烦不得眠；若剧者，必反复颠倒，心中懊憹，栀子豉汤主之；若少气者，栀子甘草豉汤主之；若呕者，栀子生姜豉汤主之。

注：虚烦，不可理解为正气虚弱之虚，而指胸膈、脘腹中没有宿食、痰饮、燥屎等有形实邪。

下篇 《伤寒论》三阳三阴病证的实质证型研究

116

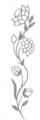

【验案】（栀子豉汤）

患者，女，37岁，1997年6月22日初诊。患者2周前感冒发热，自服氟哌酸、双黄连、三黄片等药物，用药后便溏、身热、咽不适、周身不适减轻，但仍身热，心烦懊侬，夜寐不安，小溲短赤，就诊于内蒙古自治区医院内科。查体温37.1℃，咽充血（++），双肺呼吸音粗糙，余（－）。心电图提示：窦性心律；I、II、aVF、V5导联ST-T段下移0.03mV。血常规提示白细胞数值略高。曾投以抗炎、抗病毒药物，效不佳。现症见：精神萎靡，面色㿠白，舌淡，边尖红，苔微黄略干，脉细，寸脉略盛。此因泻下太过，正气受损，温热之邪入内，阻于胸膈所致。治宜清凉透热，达邪外出，方选栀子豉汤加味：栀子10g，淡豆豉10g，竹叶10g。每日1剂，水煎服。3剂后，患者身热、心烦不得眠、懊侬之症消失，但仍觉神疲倦怠，心悸易惊，动则汗出，舌淡苔白，脉细弱。此为正气受损，心气不足之证，改用炙甘草汤加味调之，4剂后症消体安自如［何金柱，董韬，陈江华.热扰胸膈证辨治体会.中国中医药信息杂志，2008，15（9）：80］。

【验案】（栀子生姜豉汤）

患者，男，24岁，1995年7月6日初诊。患者于1周前因饱食后运动、喝冷饮引发胃部不适、胀痛，无呕吐、腹泻。自服温胃舒、理中丸等药，但症不减反加剧。望其舌质淡胖，苔黄腻，脉沉弦而滑，按其腹软而轻度压痛。投以栀子10g，淡豆豉10g，生姜3片。水煎温服1剂后，患者欲呕、胃脘胀满症减轻，大便已下，进食少许。后连服5剂，诸症均瘥［何金柱，董韬，陈江华.热扰胸膈证辨治体会.中国中医药信息杂志，2008，15（9）：80］。

第77条：发汗，若下之，而烦热胸中窒者，栀子豉汤主之。

第78条：伤寒五六日，大下之后，身热不去，心中结痛者，未欲解也，栀子豉汤主之。

注：心中结痛者，为自觉心胸部支结疼痛，按之心下濡。

【验案】（栀子豉汤）

患者，男，49岁，1995年9月11日初诊。既往健康，1周前因连续多日加班劳累后受凉引发周身不适，恶寒发热，咽部肿痛，时觉胸闷，自服三黄片、双黄连、利君沙等药后咽喉痛、周身不适、恶寒等症消失，但仍觉烘热，自汗出，心烦不安，失眠，入睡困难，进而心悸懊恼，胸闷痛，就诊于内蒙古自治区医院内科。查血常规、血糖、血脂、心肌酶均正常。心电图提示：窦性心律、偶发室早、轻度心肌供血不足。曾口服心痛定、心脑舒通、复方丹参滴丸等，效不佳。现舌红、苔少、边有齿痕，脉细、略结

下篇 《伤寒论》三阳三阴病证的实质证型研究

代。投以清凉透热，除烦之剂。处方：栀子 10g，淡豆豉 10g，知母 6g。每日 1 剂，水煎服。3 剂后，患者心烦不安、懊恼均减轻，胸闷痛缓解，上方再加生甘草 10g，丹参 10g。续服 4 剂后，诸症均消失 [何金柱，董韬，陈江华.热扰胸膈证辨治体会.中国中医药信息杂志，2008，15（9）：80]。

第 221 条：……若下之，则胃中空虚，客气动膈，心中懊恼。舌上胎者，栀子豉汤主之。

注 1：因胃气受伤，邪热扰于胸膈，故心中烦闷不舒。

注 2：舌上胎，为苔或黄或黄白相间。

**【验案】（栀子豉汤）**

患者，男，34 岁。寐艰，精神疲乏，胃脘灼热，舌暗红，苔薄黄，脉细小弦。处方：栀子、淡豆豉、黄芩、丹皮、砂仁各 10g，白芍、生白术各 30g，川黄连 6g，法半夏 12g，川断 15g。5 剂，每日 1 剂，水煎 3 次，早晚分服，第 4 天停服 1 日 [任晓红，陈怀科.周铭心教授运用栀子豉汤的经验.新疆中医药，2010，28（2）：21]。

第 228 条：阳明病，下之，其外有热，手足温，不结胸，心中懊恼，饥不能食，但头汗出者，栀子豉汤主之。

注：不结胸，为热邪未与痰水相结；心中懊恼，为热扰心神；饥不能食，为热邪影胃，胃气不和；但头汗出，为热自胸膈蒸腾于上。

第243条：食谷欲呕，属阳明也，吴茱萸汤主之。得汤反剧者，属上焦也。

注：属阳明也，指胃家虚寒；如服吴茱萸汤辛温之品而呕吐反而加重，则属上焦胸膈有热。

第375条：下利后更烦，按之心下濡者，为虚烦也，宜栀子豉汤。

注：此为阳复太过，热邪扰胸膈。下利即腹泻；心下濡，是指胃脘无形邪热。

【验案】（栀子豉汤）

李某，女，25岁，会计师。患者2个月前因账目出现差错受到批评，精神压力很大，紧张情绪始终未解除，自觉心烦，坐卧不安，辗转反侧，精神极度不宁，心中热躁，闷乱不宁，欲吐不出，胃嘈杂不适，难以明其所苦。近1周患者常静坐一隅，独自伤心，回避亲友，反应迟钝，主动言语明显减少，数问不答，或少答、应答迟缓，并拒绝进食，追问下称，罪恶深重，以拒食自毙。某精神病院诊断为抑郁证，给予阿米替林150mg，效果不佳，出现口干而苦、不欲饮水、便秘、震颤等症。余查其舌红苔黄，脉弦数。治宜清热解郁，除烦滋阴。处方：栀子皮10g，豆豉20g，杏仁6g，黄芩10g，瓜蒌皮10g，枳实9g，郁金15g，远志10g，炒枣仁20g，麦冬10g，五味子6g。加减调治而愈［张宇，艾芳.栀子豉汤在精神科疾病中的应用.长春中医药大学学报，2010，26（2）：207］。

下篇　《伤寒论》三阳三阴病证的实质证型研究

## ★ 胸膈水热（水 热 胸膈）

**第 128 条：**问曰：病有结胸，有脏结，其状何如？答曰：按之痛，寸脉浮，关脉沉，名曰结胸也。

注：结胸属阳实热；脏结属阴虚寒，症状与结胸相似而性质不同，为脏气虚寒而结。按之痛，为热邪与痰水结于胸中，胸脘部按之疼痛；寸脉浮，关脉沉，为表邪误下而成，且病位在上。若邪热陷里，脉应沉而有力。

**第 131 条：**……结胸者，项亦强，如柔痉状，下之则和，宜大陷胸丸。

注 1：项亦强，提示受胸部水热结聚影响。

注 2：柔痉，为项背强直、角弓反张。有汗者名柔痉，无汗者名刚痉。

**第 134 条：**……医反下之，动数变迟，膈内拒痛，胃中空虚，客气动膈，短气躁烦，心中懊恼，阳气内陷，心下因鞕，则为结胸，大陷胸汤主之。

注 1：动数变迟，为阳邪入里；"阳气内陷，心下因鞕"，为表邪内陷，心下因而硬满。

注 2：大陷胸汤用于胸膈疼痛，或胃脘或腹中痞硬而疼痛，从心下至少腹不可按，按之痛甚，心中懊恼，烦躁，短气，头汗出，日晡所发热，舌上燥而渴，苔黄腻，脉迟或沉或沉紧。

**第 135 条：**伤寒六七日，结胸热实，脉沉而紧，心下痛，按之石鞕者，大陷胸汤主之。

**第 136 条：**……但结胸，无大热者，此为水结在胸胁也，但头微汗出者，大陷胸汤主之。

**第 139 条：**……反下之，若利止，必作结胸……

第149条：……若心下满而鞕痛者，此为结胸也，大陷胸汤主之。

【验案】（大陷胸汤）

李某，女，15岁。病起于外感，高热（体温39.5℃），头痛，肢体酸楚。至五六日后，突发上腹部疼痛，午后发热更甚，经某医院诊断为急性腹膜炎，准备收住院治疗。其父考虑到经济比较困难，转而求治于中医。切脉弦紧有力，舌质红绛而苔腻，皮肤亢热，腹部板硬疼痛、拒按，大便已七日未解，小便短赤，时发谵语。此为邪热内陷，与水饮相互凝结而成结胸证，宜急下之。处方：大黄6g，芒硝6g，甘遂末1g（另包），冬瓜仁15g，薏苡仁15g，桃仁9g，滑石9g，芦根15g。先煎大黄等物，汤成去滓，纳入芒硝微沸，再下甘遂末和匀，温分二次服下。初服后约1小时，大便作泻，但不畅快；二服后不久，大便与水齐下，随之脘腹疼痛顿释，发热渐退。嘱令糜粥调养而愈（刘渡舟.经方临证指南.天津：天津科学技术出版社，1993：50）。

⭐ **胸膈水热，气虚阳浮（水 热 胸膈 气虚 阳浮）**

第132条：结胸证，其脉浮大者，不可下，下之则死。

注：脉浮大，当无力，关尺也见。不可下，一为表邪内陷；一为邪实正虚，下之正气不支，虚脱而死。

## ★ 痰食阻滞胸膈（痰 食积 胸膈）

第 166 条：病如桂枝证，头不痛，项不强，寸脉微浮，胸中痞鞕，气上冲喉咽不得息者，此为胸有寒也。当吐之，宜瓜蒂散。

注 1：病如桂枝证，即必有发热、恶寒、自汗等；寸脉微浮，主上部疾患。

注 2：不得息，为呼吸因而不畅；此为胸有寒也，是痰涎、宿食等有形之邪阻塞于胸中。

【验案】（瓜蒂散）

患者，女。素无病，忽一日气上冲，痰塞喉中，不能语言。此饮邪横塞胸中，当吐之。投以瓜蒂散，得吐后，即愈（高德.伤寒论方医案选编.湖南：湖南科学技术出版社，1981：312）。

第 324 条：少阴病，饮食入口则吐；心中温温欲吐，复不能吐。始得之，手足寒，脉弦迟者，此胸中实，不可下也，当吐之。

注：心中温温欲吐，复不能吐，即心中温温不舒，欲呕吐，复不能吐；手足寒，是胸阳为痰浊所阻；弦，主痰饮。

## ★ 胸膈寒水（寒 水 胸膈）

第 141 条：寒实结胸，无热证者，与三物白散。

注：本证为寒水互结，必有心下硬满拒按，舌白滑，脉沉

紧，或咳喘，宜温通逐水。

【验案】（三物白散）

患者，男，2岁。面白体胖，5天前出现鼻塞、流清涕，两天前有犬吠样咳嗽，声音嘶哑，呼吸迫促，以急性喉炎合并喉不全梗阻收住院。会诊时见：体温36.5℃，呼吸48次/分，呼吸困难，吸气时长而费力，在天突、缺盆、心窝部有深度吸气性下陷，喉中痰鸣，颇似拽锯，语言难出，汤水难下，大便三日未行，活动或哭闹时更见面色发灰、烦躁不安、额上出汗等。脉细数，指纹青紫，已透关射甲，舌苔薄白，手足触之稍凉，诊为急喉风，辨证为寒痰阻塞。急用三物白散0.15g，吹入咽部，5分钟后即开始呕吐痰涎，量多；2小时后又连续腹泻2次，呼吸困难等症状开始好转，额汗渐止，并逐渐能平卧安睡。以后虽尚有轻度呼吸急促和喘鸣症状，因急喉风的危急症状已解除，故停用三物白散，改用宣肺理气化痰药调理。共住院5天，痊愈出院。本例患者，因痰涎阻塞气道致喘鸣声嘶，痰阻脉络则指纹青紫，阴寒内盛、阳气衰微，故面灰、肢冷、烦躁不安，甚至额上汗出。在这种危急情况下，三物白散能涌吐喉中痰涎，使喉头水肿减轻，化险为夷（熊曼琪.伤寒论.北京：人民卫生出版社，2005：306）。

下篇 《伤寒论》三阳三阴病证的实质证型研究

## （2）少腹

### ★ 寒凝少腹（寒 少腹）

第 340 条：病者手足厥冷，言我不结胸，小腹满，按之痛者，此冷结在膀胱关元也。

注 1：此冷结在膀胱关元也，约指病部在脐下；关元，位于脐下 3 寸。

注 2：此证伴小便清长，舌淡苔白，脉沉迟弱，可选当归四逆汤。

### ★ 水停少腹（水 少腹）

第 127 条：太阳病……以饮水多……小便少者，必苦里急也。

### ★ 少腹瘀热（血瘀 热 少腹）

第 106 条：太阳病不解，热结膀胱，其人如狂，血自下，下者愈。其外不解者，尚未可攻，当先解其外；外解已，但少腹急结者，乃可攻之，宜桃核承气汤（本条属**热 > 瘀**）。

注 1：如瘀 > 热，则用抵当汤或丸；蓄血证热重结轻者，少腹只是拘急，以泄热为主，活血行瘀为辅，予以桃核承气汤。

注 2：太阳病不解，即发热、恶寒、头痛等症还没解除；其人如狂，即烦躁不安。

【验案】（桃核承气汤）

杜某，女，18岁。因遭受惊吓而精神失常，或哭或笑，惊狂不安，伴见少腹疼痛，月经衍期不至。舌质紫暗，脉弦滑。此乃情志所伤，气机逆行，血瘀神乱，桃核承气汤主之。处方：桃仁12g，桂枝9g，大黄9g，炙甘草6g，柴胡12g，丹皮9g，赤芍9g，水蛭9g。2剂。药后经水下行，少腹痛止，精神随之而安（刘渡舟.经方临证指南.天津：天津科学技术出版社，1993：45）。

第124条：太阳病六七日，表证仍在，脉微而沉，反不结胸，其人发狂者，以热在下焦，少腹当鞕满，小便自利者，下血乃愈。所以然者，以太阳随经，瘀热在里故也。抵当汤主之（本条属**热**＜**瘀**）。

注1：桃核承气汤证是"其外不解者，尚未可攻"，而本证"表证仍在"，就用抵当汤攻之。这是因为：①本证发狂，病情已急不可待；②脉微而沉，病已无向外之机；③攻其血分，只用通瘀药，无枳朴等破气药，与表证影响不大。少腹当鞕满，即血已成死阴，必配嗜血之虫类药物直入血络。

注2：抵当汤有搜络通瘀之功效，抵当丸即此方为丸。

第125条：太阳病，身黄，脉沉结，少腹鞕，小便不利者，为无血也。小便自利，其人如狂者，血证谛也，抵当汤主之（本条属**热**＜**瘀**）。

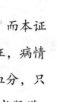

下篇 《伤寒论》三阳三阴病证的实质证型研究

126

【验案】（抵当汤）

刘某，女，31岁。产后受风引起目疼，以致视力逐渐下降已两年余。病变先从右眼开始，视力从1.2降至0.1。经眼底检查，发现眼底水肿，黄斑区呈棕黑色变化，诊断为中心性视网膜炎，经过治疗，右眼视力恢复到1.0，但左眼视力又从1.5下降到0.1。服用中成药石斛夜光丸后，视力有所上升，左眼达0.8，右眼至1.2。但患者常觉后背疼痛，右侧少腹亦疼，每次遇到月经期则两腿发胀，腰腹俱痛，而且精神紧张，惊怖不安，少寐善忘。舌质暗绛，舌边有瘀斑，脉弦滑。根据上述脉症，辨为下焦蓄血，气滞血瘀，瘀浊上扰。乃用逐瘀活血之法治疗。处方：大黄9g，桃仁15g，虻虫6g，水蛭6g，丹皮9g，白芍9g。服药后约六七个小时后，出现后脑部跳动性疼痛，同时小腹疼痛难忍，随即大便泻下颇多，小便赤如血汁，而后诸痛迅速减轻，顿觉周身轻松，头目清晰。此后转用血府逐瘀汤加决明子、茺蔚子，又服6剂后，视力恢复如常人。经眼科检查，黄斑区棕黑色病变已基本消失（刘渡舟.经方临证指南.天津：天津科学技术出版社，1993：46）。

第126条：伤寒有热，少腹满，应小便不利，今反利者，为有血也，当下之，不可余药，宜抵当丸（本条属热＜瘀）。

注：蓄血证却不发狂，是病情稍缓，可改汤为丸，峻药缓攻；不可余药，即治要彻底之意。

## 4. 其他

### ⭐ 里热亢盛（里 热）

第 19 条：凡服桂枝汤吐者，其后必吐脓血也。

### ⭐ 火毒蕴里（火 毒 里）

第 200 条：阳明病，被火，额上微汗出，而小便不利者，必发黄。

### ⭐ 阳热郁里（热 阳郁 里）

第 335 条：伤寒，一二日至四五日，厥者必发热，前热者后必厥，厥深者热亦深，厥微者热亦微。厥应下之，而反发汗者，必口伤烂赤。

注："下"当活看，凡一切清剂、宣剂与各种泻剂，似都应包括在内。厥深热深由于阳明腑实者，自宜用下，腑未实者，即可用清；如果热微厥微，也可采用四逆散等宣和之剂。

第 339 条：伤寒热少微厥，指头寒，嘿嘿不欲食，烦躁。数日，小便利，色白者，此热除也，欲得食，其病为愈；若厥而呕，胸胁烦满者，其后必便血。

注：指头寒，即指头发凉；色白，即由赤转清。厥是指头寒发展为手足厥；呕是不欲食发展为呕。胸胁烦满，即烦躁发为胸胁烦满。其后必便血，为病进，因厥深热深而不得外泄，迫血下行，必便血。

第 350 条：伤寒脉滑而厥者，里有热，白虎汤主之。

注 1：脉滑，主热、主实。

注 2：白虎汤用于胸腹灼热，口干舌燥，烦，渴饮，小便黄赤。

【验案】（白虎汤）

陈某，女，30岁，1996年5月7日初诊。患者因感冒、发热、恶寒、头身痛，自服解热止痛片数次，又饮姜汤覆被取汗，衣被尽湿。次日恶寒身痛已罢，但发热不退，口燥咽干，渴喜冷饮，汗出蒸蒸。病至3天，烦躁不已，四肢厥冷，故来诊。现症见：身体壮实，面赤气粗，唇干，四肢厥冷，腹软灼热，脉滑数有力。此为热邪入于阳明，阳气郁遏于里。拟白虎汤加味：石膏100g（先煎），知母30g，天花粉、麦冬、连翘、生地、玄参各15g。令其热服，频频饮之。2剂后，口渴、烦躁减，但四肢仍不温。令其再进2剂，药后大汗出，四肢渐温。其后予以生津养液，清理余热之剂而愈［陈勇．白虎汤临床应用举隅．实用中医药杂志，2002，18（9）：42］。

## ⭐ 里阳虚寒凝（里 阳虚 寒）

第129条：何谓脏结？答曰：如结胸状，饮食如故，时时下利，寸脉浮，关脉小细沉紧，名曰脏结。舌上白胎滑者，难治。

注1：脏，泛指腹内脏器，包括六腑在内。

注2：可处方理中，即四逆辈。

第130条：脏结，无阳证，不往来寒热，其人反静，舌上胎滑者，不可攻也。

第167条：病胁下素有痞，连在脐傍，痛引少腹，入阴筋者，此名脏结，死。

# 四、上、下、肌肤、关节、咽

## 1. 上

### ⭐ 邪热上炎（热 上）

第334条：……而反汗出，咽中痛者，其喉为痹……

注1：而反汗出，此为热迫津外泄；其喉为痹，为邪热上灼咽喉。

注2：常器之处方桔梗汤。

## 2. 下

### ⭐ 热毒下行（热 毒 下）

第334条：……若不止，必便脓血，便脓血者，其喉不痹。

注1：便脓血，提示热伤肠络。

注2：汪苓友处方黄芩汤，张璐玉处方白头翁汤。

## 3. 肌肤

### ⭐ 津气亏虚（久），热郁肌肤（津亏 气虚 热 肌肤）

第196条：阳明病，法多汗，反无汗，其身如虫行皮中状者，此以久虚故也。

注：反无汗，其身如虫行皮中状者，为素体津气不足，汗出无源，热欲外越而不得作汗，邪热郁于肌肤。

### ★ 肌肤湿热（湿 热 肌肤）

第 141 条：病在阳，应以汗解之，反以冷水潠之。若灌之，其热被劫不得去，弥更益烦，肉上粟起，意欲饮水，反不渴者，服文蛤散；若不差者，与五苓散。

注：文蛤味苦（燥湿），性寒（清热）而燥。

【验案】（五苓散）

范某，女，43 岁，2011 年 3 月初诊。患者近 10 年来双手手心反复出现湿疹，散在水泡，部分皮肤裂开，尤以夏季明显，经中西医治疗未见寸功。形体偏瘦，慢性肝病史，肝功能基本正常。舌体偏瘦，舌质偏暗有瘀斑，脉弦细。投五苓散加味：猪苓、茯苓、泽泻、当归各 12g，白术、苍术、茵陈各 20g，桂枝、蝉衣、砂仁（后下）各 6g，生黄芪 30g，白及 10g。每日 1 剂，水煎服。7 剂后，未见新发水泡，原有水泡较前消退，但大便偏多，舌质偏暗有少量瘀点，脉弦细。考虑其久病入络，加之有慢性肝病史，加用桂枝茯苓丸以增活血化瘀之功。处方：猪苓、茯苓、炒赤芍、泽泻、丹参各 12g，白术、苍术、茵陈各 20g，生黄芪 30g，炒当归、白及、桃仁、丹皮各 10g，桂枝、蝉衣、砂仁（后下）各 6g。又服 7 天后，双手水泡基本消失，皮肤开裂基本愈合，舌质偏暗有瘀斑。上方赤芍、丹参加至 20g，治疗至夏季，湿疹未作［王斌，施亦青.五苓散临床应用验案二则.浙江中医杂志，2011，46（11）：800］。

## ★ 风寒湿蕴结肌肤（风 寒 湿 肌肤）

第174条：伤寒八九日，风湿相搏，身体疼烦，不能自转侧，不呕，不渴，脉浮虚而涩者，桂枝附子汤主之。若其人大便鞭，小便自利者，去桂加白术汤主之。

注1：风湿，即风寒夹湿；不能自转侧，即甚至不能翻转；脉浮虚而涩者，为湿气阻滞，当小便不利，大便不实。若其人大便硬，小便自利者，即大便不溏不薄而正常，小便不涩不少而正常，提示湿气在表，无里湿，则用去桂加白术汤，不需桂枝通阳化气，而改用白术协同附子专于走表祛湿。白术，《神农本草经》谓祛湿痹死肌，说明白术是治风寒湿痹的要药。

注2：脉浮虚可推测本证有汗；如无汗用麻黄加术汤。桂枝附子汤为桂枝去芍药加附子；去桂加白术汤为桂枝附子汤去桂枝加白术。

**【验案】（桂枝附子汤）**

崔某，女，44，营业员，1998年3月2日初诊。患者两上肢发冷，伴有手套感，手指麻、刺痛，肌力减弱半月余。外院诊为多发性神经炎，予强的松、维生素 $B_1$、$B_2$ 等治疗无效。观其舌暗淡，脉细弱。证属脾肾阳虚，气血失养。拟附子桂枝汤加党参12g，炙黄芪30g，白术20g，当归12g，丹参15g，鸡血藤30g，补骨脂12g，菟丝子12g。服5剂，上肢渐温，且感较前有力。上方加土鳖虫12g，片姜黄12g，再进5剂，手指不适感亦渐消失［曹庄.桂枝附子汤加味治验举隅.长春中医学院学报，2001，17（2）：28］。

【验案】（桂枝附子去桂加白术汤）

韩某，男，37岁。患关节疼痛已有数年，周身关节酸楚疼痛，尤其以两膝关节为甚，屈伸不利，行走困难，每逢天气阴雨疼痛加剧，舌质淡嫩而胖，脉弦迟，大便反而干燥难解。此属寒湿邪气外着内困，脾虚不能健运之证。处方：附子15g，白术15g，生姜10g，炙甘草6g，大枣12枚，6剂。服药后，周身发痒，如虫行皮中状，两膝关节出汗而黏凉，大便由难转易。改用肾着汤，服2剂后下肢疼痛止。最后用丸药调理，逐渐平安（刘渡舟.经方临证指南.天津：天津科学技术出版社，1993：134）。

## 4.关节

### ⭐ 风寒湿留着关节（风 寒 湿 关节）

第175条：风湿相搏，骨节疼烦，掣痛不得屈伸，近之则痛剧，汗出短气，小便不利，恶风不欲去衣，或身微肿者，甘草附子汤主之。

注：甘草附子汤中，白术2两，桂枝4两，可缓祛风湿。

【验案】（甘草附子汤）

周某，女，43岁，1985年6月12日初诊。患风湿性关节炎多年，四肢关节疼痛甚剧，半年来两肩胛部位疼痛尤为剧烈，常欲令人用拳猛击方稍舒。天气渐热，而患者畏寒殊甚，两手冰冷。察其舌苔白腻，脉象沉细。乃风寒湿三气合而为痹，急拟甘草附子汤加味以温经扶阳，祛风化湿。处方：炙甘草5g，炮附子、炒白术、全当归、炒白芍各12g，桂枝、片姜黄各9g，细辛3g，粉防己15g，生姜3片，7剂。尽剂后，所患已十去其八，自觉浑身温暖，两肩胛疼痛已大减，已不需以拳叩击，舌淡、苔薄腻，脉转缓。用原方加茯苓12g，生薏苡仁15g，嘱续服7剂。本案前医以往所用药，皆活血通络及止痛之品，但畏附子不敢用。沈济苍教授告知此病活血定痛之药固不可少，但寒湿凝滞经络，非温经散寒不能开，必须与桂、附同用，始克有济。并谓此病原非一朝一夕，今后可用此方加减，继续服用，观察一段时间，以巩固疗效（熊曼琪.伤寒论.北京：人民卫生出版社，2005：424）。

## 5. 咽

### ⭐寒痰阻咽（寒 痰 咽）

第313条：少阴病，咽中痛，半夏散及汤主之。

注：咽痛，表现为咽中如有物似痰阻塞，咳出白痰，咽部红肿不明显，无热感。本证尚有舌淡苔白润，脉紧。

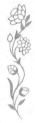

【验案】（半夏汤）　杨某，女，23岁，2010年6月8日初诊。咽肿反复发作半月余，伴咽干痒痛，未予重视。后自觉咽喉部逐渐肿大，以致饮食不畅，于2010年5月31日就诊于某医院，诊察发现：咽红肿，扁桃体肿大Ⅱ度。血常规：白细胞9.3×10^9/L，中性73.7%。诊断为急性咽炎，给予阿奇霉素静滴，罗红霉素口服。输液1天咽红肿消失之后复肿，于某医院开中药（滋阴利咽类药）服用后无明显变化。6月3日就诊于某医院，仍诊断为急性咽炎，拟输液3天。因药价较贵，未输液。同一天又到另一所医院就诊，查：咽黏膜充血，咽后壁黏膜充血，肿胀，散在滤泡；双扁桃体（－）。间接喉镜检查：会厌声带暴露不佳。诊为急性咽炎，给予抗生素雾化吸入治疗，每日2次，连做3天。自觉有所缓解，但停止治疗后咽复肿。于6月8日来我门诊就医。现自觉咽部左侧肿甚，咽干、咽痒，夜间睡觉时有疼痛感，口干饮水不解，大便色黑。视咽部暗红，舌淡红苔白厚腻，脉左数右迟弱。患者自诉平素为阳虚体质，故辨证为寒湿凝滞咽喉，脉络瘀阻。治以温散寒湿，通络消肿，方选半夏汤合苓桂术甘汤加减：法半夏30g，桂枝20g，炙甘草10g，桔梗10g，川芎6g，茯苓20g，白术20g，细辛3g。3剂，代煎6袋，每日2次服，每次1袋。患者2天后短信反馈：服2剂后咽肿全消，夜间也无疼痛感，咽干、咽痒偶尔出现，基本痊愈。于门诊复诊，无明显不适，视舌淡红苔薄略腻，脉左右至数一致，仍右关尺弱，乃脾虚湿盛证，嘱可服六君子汤调理善后。经随访，咽肿未再复发［王惠君.寒性咽痛辨治1例.江西中医药，2011，42（6）：28］。

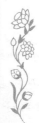

## ★ 邪热痹咽（热 咽）

第311条：少阴病二三日，咽痛者，可与甘草汤；不差，与桔梗汤。

注：咽痛可伴轻度红肿。甘草汤可清解客热；桔梗汤可开喉痹。

【验案】（桔梗汤）

邢某，男，60岁。于2个月前前往外地工作，返家途中遭遇车祸，身无大碍，但受些惊吓，回到家中便患感冒，2周后症状好转，只觉咽痛。至附近一家医院就诊，查咽部不红不肿，予以抗生素雾化吸入局部消炎。1周后未见好转，建议去耳鼻喉科再做检查。经喉镜查看未见异常，考虑为神经痛，未予用药。又至某西医院，特请专家就诊，医生建议其手术治疗，患者不愿手术，故来我院诊治。患者诉咽痛，吞咽时尤剧，并伴有咽干，偶有咳嗽，余无不适，查咽部略红。诊其脉，右寸脉浮；观其舌，质淡红而苔薄黄。本案患者咽痛，为邪热客于少阴之经，上犯咽喉所致，方用桔梗汤加味。处方：桔梗30g，生甘草60g，黄芩15g，橘核10g。水煎服，早晚各1次，6剂。服1剂后，觉咽部稍舒，服2剂后咽痛大减，惟吞咽时仍觉不适，服至五六剂之时，症状完全消退。为了巩固疗效，患者要求又进3剂［孙艳.桔梗汤加味治疗咽痛1例报道.辽宁中医学院学报，2006，8（2）：91］。

下篇 《伤寒论》三阳三阴病证的实质证型研究

## ✿ 痰热壅咽（热 痰 咽）

第312条：少阴病，咽中伤，生疮，不能语言，声不出者，苦酒汤主之。

注：苦酒汤，即用米醋（消肿）、蛋清（甘寒入肺）、半夏（涤痰）煮沸含咽。

**【验案】（苦酒汤）**

张某，男，49岁，2005年9月8日初诊。患者两年来经常出现失音，伴有耳聋，但经治疗后两三天即愈，此次失音经多方治疗不愈，已迁延两个月之久，某医院诊断为咽炎、声带慢性炎症，口服抗菌消炎药和黄氏响声丸2周未见疗效，故请中医治疗。现症见：声音嘶哑，伴有耳聋，咽干口燥，精神欠佳，舌质红，苔少，小便黄，大便不畅，脉细数。辨证为少阴阴伤失音。投以苦酒汤每日1剂，以润燥养阴，散结祛痰，慢慢咽之。二诊：服5剂后咽干好转，声音稍能发出，继服苦酒汤每日1剂，再配合百合固金丸日服2丸。三诊：又服10剂后，咽干已除，声音清楚，听力也随之好转。脉象转平，停药观察数月，再未复发［张永全.苦酒汤新用.河南中医，2007，27（11）：19］。

# 复合病位证型

## 一、表兼

### ⭐ 表兼胃脘水饮（表 水 饮 胃）

第139条：太阳病，二三日，不能卧，但欲起，心下必结，脉微弱者，此本有寒分也。

注1：不能卧，即不能安静的睡卧；心下必结，即其胸脘之间必痞结。

注2：脉微弱，为脉浮之势略有弱象；本有寒分，为素有水饮类。

### ⭐ 风寒束表兼热犯胆肠（表 热 胆 肠 风＜寒）

第189条：阳明中风，口苦，咽干，腹满，微喘，发热，恶寒，脉浮而紧。若下之，则腹满小便难也。

### ⭐ 表兼里阳虚（表 里 阳虚）

第139条：……未止者，四日复下之，此作协热利也。

注1：协热利，即热未入、水未结而继续腹泻。

注2："复下"使里阳更虚，下利不止，表邪又未尽解，便成为协热利。表热里寒不解，此协热利所由来也，宜葛根汤、

137

下篇 《伤寒论》三阳三阴病证的实质证型研究

五苓散辈。

## ★ 表寒内饮（表 寒 里 饮）

第40条：伤寒表不解，心下有水气，干呕，发热而咳，或渴，或利，或噎，或小便不利，少腹满，或喘者，小青龙汤主之。

第41条：伤寒，心下有水气，咳而微喘，发热不渴。服汤已，渴者，此寒去欲解也，小青龙汤主之。

【验案】（小青龙汤）

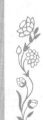

张某，男，40岁。患气喘病多年，每当发作之时，自服百喘朋能缓解症状。此次发病，发作严重，又来求取百喘朋。当问及为何不愿服用汤药时，才知道原先曾服中药无数，但未见效果。经过反复劝说后，同意服汤药一试。现症见：喘咳痰多，脉弦，舌苔水滑。观其面色黧黑，辨为寒饮内伏，上射于肺的小青龙汤证。处方：麻黄9g，桂枝9g，干姜9g，细辛6g，五味子9g，半夏9g，白芍9g，炙甘草9g，2剂。服药后喘咳明显好转，转用茯苓桂枝杏仁甘草汤加干姜、五味子又服3剂，喘咳得以基本控制（刘渡舟.经方临证指南.天津：天津科学技术出版社，1993：22）。

## ★ 表里俱虚（轻）（表 里 虚）

第93条：太阳病，先下而不愈，因复发汗，以此表里俱虚，其人因致冒，冒家汗出自愈。所以然者，汗出表和故也。里未和，然后复下之。

注：太阳病，先下，即脉浮、头痛、恶寒应汗却泻下；致冒，即头目如物冒覆蒙蔽；汗出自愈，为阳气复还于表；里未和，即如果里有实邪。

### ⭐ 风寒表疏兼胸阳虚弱（风 > 寒　表　胸膈　阳虚）

第 22 条：若微寒者，桂枝去芍药加附子汤主之。

**【验案】（桂枝去芍药加附子汤）**

刘某，男，34 岁，社员，1983 年 5 月 28 日初诊。3 日前，天气较热，患者在地里辛勤耕作，汗出湿衣，随即入小溪中沐浴，达半小时之久。傍晚觉恶寒，胸闷不舒，时有呃逆，余无所苦。自谓小可之疾，能不药而愈，未予医治。延及 3 日，呃逆加重，并见呕吐，乃来诊治。现症见：呃逆不止，气逆上冲咽喉，呕吐清水，头痛恶寒，脉浮迟而细，舌淡苔白滑。据此脉症，属寒伤肌表，中阳虚衰，胃气上逆。治当解表散寒，温胃降逆。遂以桂枝去芍药加附子汤与服。处方：桂枝 15g，附片 12g（先煎），大枣 10g，甘草 3g，生姜 12g，温服。禁食生冷瓜果及油腻食物。仅服 1 剂后，气平呕止，呃逆减轻。继服 2 剂，遂告痊愈（熊曼琪. 伤寒论. 北京：人民卫生出版社，2005：62）。

### ⭐ 风寒表疏兼胸中阳郁（风 > 寒　表　胸膈　阳郁）

第 21 条：太阳病，下之后，脉促，胸满者，桂枝去芍药汤主之。

### ★ 风寒表疏，水停胃脘（风 > 寒 表 水 胃）

第 244 条：太阳病，寸缓关浮尺弱，其人发热汗出，复恶寒，不呕，但心下痞者，此以医下之也……渴欲饮水，少少与之，但以法救之。渴者，宜五苓散。

注：此以医下之也，即误下；五苓散，外以化气解表，内以利水消痞。

### ★ 风寒表疏，饮停胸膈（风 > 寒 表 饮 胸膈）

第 152 条：太阳中风，下利，呕逆，表解者，乃可攻之。其人漐漐汗出，发作有时，头痛，心下痞鞕满，引胁下痛，干呕，短气，汗出不恶寒者，此表解里未和也，十枣汤主之。

注：太阳中风，即外有"太阳中风"表现，如发热、汗出、头痛、恶风寒。

【验案】（十枣汤）

患者，女，38 岁，1975 年 4 月 13 日初诊。患者身孕已有 5 个月，事因家庭困扰，于 4 月 13 日 8 时许寻卤水饮 1 碗，亲人见状急以大豆磨豆浆频频灌服，施救总量约近 1 盆，方幸免中毒。然而未吐未下，腹大如鼓。3 个小时过去，仍不吐不下，肚腹不仅无平消之征，反渐见隆起，以致出现呼吸急促，家人惊急如焚，即请中医会诊。时值午后 1 时许，患者已呼吸窘迫，腹大如罩，状似玩童之气球，实危在倾刻。遂与言明左右，得以许诺，十枣汤 1 剂服下，短时得泻，腹平而安。所怀胎儿足月顺产，亦安然无恙［戚刚. 十枣汤治腹满 3 则. 中国社区医师，2003，19（8）：38］。

## ★ 风寒表疏兼肠热腑实（重）（风＞寒 表 热＜燥屎 胃＜肠）

第217条：汗出谵语者，以有燥屎在胃中，此为风也。须下者，过经乃可下之；下之若早，语言必乱，以表虚里实故也。下之愈，宜大承气汤。

注：谵语，为有燥屎在胃中；汗出，为风邪在表，属太阳表虚；下之若早，语言必乱，为表邪未除而过早泻下，则表邪内陷，益助里热，有可能造成神志昏迷、语言错乱。

【验案】（大承气汤）

陈某，女，18岁，学生，2005年9月18日初诊。父诉：躁扰喧闹不宁1天。该女喜食米糕，素有便秘，近来日渐话多不宁，但仍能自己上学读书。中午放学回家，出现烦躁不宁、喋喋不休等症状，午饭时讲她几句，即狂躁不已，闹骂不休，乱摔东西，渐不识人。下午邀余为诊时患者已4天未大便，面红目赤，发热汗出，胡言乱语，手舞足蹈，躁妄狂骂，喧扰不宁，舌红苔黄，脉实有力。诊断为躁狂证，证属阳明燥结不通，郁热上扰神明。治以泄热通便，益阴安神，予大承气汤加味：生大黄20g（后下），芒硝20g（冲服），枳实15g，厚朴12g，生地黄5g，丹参15g，酸枣仁15g，珍珠母20g，3剂。服药1剂后，泻下燥粪2～3次，便出奇臭，神志清楚，躁扰如失，问之能答。2剂药后，又大便2次，饥而思食，进稀粥调胃养息，夜能入睡。嘱其不必尽剂，宜用生津养阴之品调理善后，以免大便复结。半年后随访，精神如常［王如茂.大承气汤临床应用.中国中医急症，2008，17（5）：706］。

下篇 《伤寒论》三阳三阴病证的实质证型研究

⭐ 风寒表疏兼肺气上逆（风 > 寒 表 肺 气逆）

第18条：喘家，作桂枝汤，加厚朴杏子佳。

注：素有喘息之疾，又复外感，症见喘息，发热，恶风，汗出，头痛，脉浮缓。

第43条：太阳病，下之微喘者，表未解故也，桂枝加厚朴杏子汤主之。

【验案】（桂枝加厚朴杏子汤）

李某，男，47岁，1997年10月19日初诊。患者平素体质尚可，2周前因过于劳累，不慎感受风寒，出现恶寒发热、气喘咳嗽、咳痰等症，因病情急重，遂往某院住院治疗。血常规：白细胞总数 $12 \times 10^9$/L，中性80%，淋巴20%。胸透报告示右下肺有片状模糊阴影。按肺炎用中西药（不详）治疗十余日，疗效不佳。经亲友介绍，邀余前去诊治。查其面色苍暗，体温38.1℃，喘咳气急，胸闷，咳白色稀薄痰，身痛，恶风寒，汗出，舌淡红，苔薄白，脉浮细数。证属风寒束表，肺失宣降。治以解肌祛寒，平喘止咳。投以桂枝加厚朴杏子汤原方：桂枝12g，白芍12g，炙甘草6g，杏仁10g，厚朴15g，生姜6g，大枣6枚，3剂。服上药后，寒热身痛消失，咳喘减缓，脉转浮弱，再以前方5剂以巩固疗效。1周后患者家属来告，病已痊愈 [韦彦之.桂枝加厚朴杏子汤治疗肺系疾病举隅.国医论坛，2011，16（5）：8]。

## ⭐ 风寒表疏兼寒滞经络（风 > 寒 表 经络）

第14条：太阳病，项背强几几，反汗出恶风者，桂枝加葛根汤主之。

注：当有脉浮、头痛。

【验案】（桂枝加葛根汤）

张某，男，50岁，2001年10月3日就诊。患者盗汗1年有余，常在夜间睡眠中出汗，周身淋漓，曾服用大量滋阴敛汗之剂，收效甚微，十分苦恼。近来夜间汗出较著，与居室冷暖无关。患者素有畏寒肢冷，神疲乏力，易于感冒，且常大便细软，脊背不适。舌苔薄白。综观诸症，此当属阳虚盗汗，乃卫阳不足，营卫不和所致。治宜调和营卫，温阳固表。仿《伤寒论》桂枝加葛根汤加味。

处方：桂枝15g，白芍15g，葛根15g，白术10g，茯苓12g，甘草5g，水煎服，每日2次。2001年10月9日二诊：诉服药后，诸症大减，盗汗减轻。初用见功，宗原方继服6剂，喜告病愈。本例盗汗患者阴虚内热之候皆无，而呈现出一派阳虚证候，且易于感冒，故虑其必有营卫不和。因而投以桂枝加葛根汤和其营卫，升阳舒筋，更加白术、茯苓以健脾和中，益气固表，又使方中暗合苓桂术甘汤之妙义。如此配伍，可使内虚之阳得补，在外营卫求和，故而收效显著［王鸿根，迟学兰，郭运翠.顽疾盗汗治验二则.河南中医，2004，24（1）：76］。

下篇　《伤寒论》三阳三阴病证的实质证型研究

### ✪ 风寒表疏兼胃热未炽（风 > 寒 表 胃 热）

第 208 条：阳明病，脉迟……若汗多，微发热恶寒者，外未解也，其热不潮，未可与承气汤……

第 234 条：阳明病，脉迟，汗出多，微恶寒者，表未解也，可发汗，宜桂枝汤。

注：本条所述证候，主要是太阳中风表虚证为多，所以说可发汗，宜桂枝汤。然而必须是里热不甚者，方可权用，如果因里热炽甚，汗出多而背部微恶寒，那就属白虎加人参汤所主，桂枝汤不但不能治疗，而且要严格禁用。本条的脉迟是形容脉象缓慢，由于风邪在表，即浮缓脉之变态，所以用桂枝汤治疗。

144

### ✪ 风寒表疏兼阴阳两虚（风 > 寒 表 阴虚 阳虚）

第 29 条：伤寒脉浮，自汗出，小便数，心烦，微恶寒，脚挛急，反与桂枝欲攻其表，此误也。

注：正治应温经复阳，如桂枝加附子汤之类。小便数为阳虚，膀胱运化失司；心烦为阴液不足；脚挛急为津少不濡，阳虚不温。

### ✪ 风寒束表兼寒邪伤肠（风 < 寒 表 肠）

第 32 条：太阳与阳明合病者，必自下利，葛根汤主之。

注：葛根汤主症当脉浮、头项强痛、恶寒无汗。此时用葛根汤是因值此表里同病，当宜解表和里使水寒去，则下利自愈。葛根汤即桂枝汤加葛根、麻黄。

## ⭐ 风寒束表兼寒邪伤胃（风＜寒 表 胃）

第33条：太阳与阳明合病，不下利，但呕者，葛根加半夏汤主之。

注：葛根加半夏汤即葛根汤加半夏。

【验案】（葛根加半夏汤）

程某，女，25岁。初春感寒后，出现发热，头痛，恶风寒，呕吐，面色红赤。脉浮，舌苔白润。证属二阳合病，治用葛根加半夏汤。处方：葛根12g，麻黄6g，桂枝6g，生姜6g，半夏9g，白芍6g，大枣7枚，炙甘草6g，2剂。服药后汗出热退，呕吐止（刘渡舟.经方临证指南.天津：天津科学技术出版社，1993：21）。

## ⭐ 风寒束表兼寒滞经络（风＜寒 表 经络）

第31条：太阳病，项背强几几，无汗，恶风，葛根汤主之。

【验案】（葛根汤）

朱某，男，55岁。因外感风寒，出现头项部强直、疼痛已2天，伴肢节疼痛，恶寒，无汗，口不渴。舌苔白，脉数有力。治宜葛根汤原方：葛根15g，麻黄10g，桂枝10g，生姜10g，白芍10g，大枣10枚，炙甘草6g。服药后，始觉后背发热，继而布达全身，汗出。两剂愈（刘渡舟.经方临证指南.天津：天津科学技术出版社，1993：21）。

下篇 《伤寒论》三阳三阴病证的实质证型研究

### ★ 风寒束表兼里热（风＜寒　表　里　热）

第38条：太阳中风，脉浮紧，发热，恶寒，身疼痛，不汗出而烦躁者，大青龙汤主之；若脉微弱，汗出恶风者，不可服之。服之则厥逆，筋惕肉瞤，此为逆也（本条属**风寒束表兼里热之急证**）。

注：若脉微弱，汗出恶风者，提示阳虚体征。大青龙汤即麻黄汤加石膏，使寒得麻黄汤之辛热而外出，热得石膏之甘寒而内解。

**【验案】（大青龙汤）**

黄某，男，28岁。隆冬感受寒气，症见高热（39.5℃），恶寒、头身、肢节皆痛，无汗，心烦，口不渴。病已3天，曾用柴胡注射液、服A.P.C及桂枝加葛根汤无效。舌红苔白，脉浮紧有力。此因寒郁化热，治当发汗。处方：麻黄10g，桂枝6g，杏仁10g，生石膏15g，大枣10枚，生姜10g，炙甘草6g，1剂。初服无汗，复服后汗出遍体，浸渍衣裤，发热等症随汗出而解（刘渡舟.经方临证指南.天津：天津科学技术出版社，1993：25）。

第39条：伤寒，脉浮缓，身不疼，但重，乍有轻时，无少阴证者，大青龙汤发之（本条属**风寒束表兼里热之缓证**）。

注：脉浮缓，提示寒已变热；但重，为邪入里。

【验案】（大青龙汤）

患者，女，32岁。患者两手臂肿胀，沉重疼痛，难以抬举。经过询问得知，冬天用冷水洗衣物后，自觉寒气刺骨，从此便发现手臂肿痛，沉重酸楚无力。诊脉时颇觉费力，但其人形体盛壮，脉来浮弦。舌质红绛，苔白。此证属于水寒之邪郁遏阳气，以致津液不得流畅，形成气滞水凝的"溢饮"证。虽然经过多次治疗，但始终没有用发汗之法，所以缠绵而不愈。处方：麻黄10g，桂枝6g，生石膏6g，杏仁10g，生姜10g，大枣10枚，炙甘草6g。服药1剂，得汗出而解（刘渡舟．经方临证指南．天津：天津科学技术出版社，1993：25）。

### ✿ 风寒束表兼里阳虚（风 < 寒 表 里 阳虚）

第49条：……若下之，身重心悸者，不可发汗，当自汗出乃解。所以然者，尺中脉微，此里虚，须表里实，津液自和，便自汗出愈。

注：脉微即脉弱。此里虚，即里气不足；须表里实，津液自和，为等待表里之气趋于恢复，津液通和，便会自动汗出而愈。

### ✿ 风寒束表兼胃热未炽（风 < 寒 表 胃 热）

第235条：阳明病，脉浮，无汗而喘者，发汗则愈，宜麻黄汤。

注：喘为气息促迫，应无汗恶寒。

### ✿ 风寒束表兼气血两虚（风 < 寒 表 气虚 血虚）

第50条：脉浮紧者，法当身疼痛，宜以汗解之；假令尺

下篇 《伤寒论》三阳三阴病证的实质证型研究

中迟者，不可发汗。何以知然，以荣气不足，血少故也。

### ★ 风寒袭表兼半表半里（风 寒 表 半表半里）

第 142 条：太阳与少阳并病，头项强痛，或眩冒，时如结胸，心下痞鞕者，当刺大椎第一间、肺俞、肝俞，慎不可发汗；发汗则谵语、脉弦，五日谵语不止，当刺期门。

注：大椎第一间可治风寒疟疾、头强项痛、背膊拘急（归督脉经）；肺俞、肝俞皆归膀胱经；期门为乳直下二肋间，主治热入血室，伤寒过经不解，胸胁疼痛，呕吐等（归肝经）。

第 146 条：伤寒六七日，发热，微恶寒，支节烦疼，微呕，心下支结，外证未去者，柴胡桂枝汤主之。

注 1：支节烦疼，为四肢关节疼痛之甚；心下支结，即少阳病胸胁苦满之轻者，心下感觉支撑闷结。

注 2：柴胡桂枝汤即小柴胡汤与桂枝汤各一半剂量。

**【验案】（柴胡桂枝汤）**

周某，女，39 岁。以"全身走窜性疼痛半年余"就诊。诉自觉全身有气在胸胁、脘腹甚至四肢游走窜行，气至之处则觉疼痛，拍打疼痛部位呃逆不止，每因生气后发作。舌质淡红、苔薄白，脉细弦。从症析理，当属肝气郁结，气血不和，治以疏肝调气兼和血脉，选方柴胡桂枝汤加味：柴胡、黄芩、党参、半夏、桂枝、白芍、旋覆花各 10g，炙甘草 6g，八月札 15g，生姜 9g，大枣 4 枚。以上方出入加减 20 余剂，诸症减，后以逍遥散调理而愈［李艳锋，张恒，张致祥 .《伤寒论》六柴胡汤之临床运用举隅 . 陕西中医，2009，30（9）：1242］。

第 171 条：太阳少阳并病，心下鞕，颈项强而眩者，当刺大椎、肺俞、肝俞，慎勿下之。

### ⭐ 风寒袭表兼肾阳虚（风 寒 表 肾 阳虚）

第 91 条：伤寒，医下之，续得下利清谷不止，身疼痛者，急当救里；后身疼痛，清便自调者，急当救表。救里宜四逆汤，救表宜桂枝汤。

注：本条主要论述了表里同病而里虚为甚时的治疗原则。太阳伤寒误用下法，导致表邪内陷。如果患者素体肾阳不足，外邪内陷，则易形成少阴阳虚、阴寒内盛之变证。其临床表现主要为下利不止、完谷不化。在这样的情况下，即使表邪未尽，仍有身体疼痛等表证症状，也不可按常规方法先解表后救里，而应当迅速投四逆汤急救回阳，否则便有阳亡阴脱之虞。若服四逆汤后，脾肾之阳回复，腹泻停止，而身体疼痛等表证仍在者，可转方用解肌祛风、调和营卫的桂枝汤治其表证。

第 92 条：病发热，头痛，脉反沉，若不差，身体疼痛，当救其里。

下篇　《伤寒论》三阳三阴病证的实质证型研究

【验案】（四逆汤）

刘某，男，34 岁，教师。半年前因外感引起急性咽喉炎，未能根治，每遇外感或教学繁忙辄发。发时咽干灼痛，吞咽尤甚，喉内不适，发痒，声音嘶哑，语言难出，迭经他院多方医治，屡不见效。近 1 个月声嘶加重，不能讲话，脘痞纳呆，背部与四肢觉凉，转请诊治。现症见：形体瘦弱，面色不泽，两目乏神，舌淡，体胖有齿痕、苔滑腻，脉沉细。证属风寒外束，失于宣散，寒邪内闭，本寒标热。治宜温经散寒治其本，清热利咽治其标。处方：制附片14g（先煎），青果10g，细辛、甘草、大黄各3g，麻黄、法半夏、僵蚕各6g。服2剂，胸脘得舒，背寒已除，四肢转暖，原方去大黄，加沙苑蒺藜、菟丝子各9g。服7剂后，声哑大减，能发出音，余症亦减，照方去细辛、青果、法半夏，加党参、山药各24g，玉蝴蝶9g。服7剂，声音清晰，说话正常，诸症痊愈。随访观察至今，病未复发［赵达安.四逆汤治疗虚寒证举隅.中国健康月刊，2011，30（11）：77］。

## ★ 风寒袭表兼脾虚寒湿（轻）（风 寒 表 脾 阳虚 湿）

第276条：太阴病，脉浮者，可发汗，宜桂枝汤。

注：以药测证，当有头痛、发热、汗出、恶风等桂枝汤见症。

## ★ 风寒袭表兼肠热腑实（风 寒 表 胃 热 燥屎 肠）

第240条：病人烦热，汗出则解，又如疟状，日晡所发热者，属阳明也。脉实者，宜下之；脉浮虚者，宜发汗。下之与大承气汤，发汗宜桂枝汤。

注：又如疟状，日晡所发热者，为在下午3时至5时发热的同时，仍时时恶寒，此属太阳表邪仍有残留。

# 二、半表半里兼

⭐ **半表半里兼肠热腑实（轻）（半表半里 热＞燥屎 胃＞肠）**

第 103 条：太阳病，过经十余日，反二三下之，后四五日，柴胡证仍在者，先与小柴胡。呕不止，心下急，郁郁微烦者，为未解也，与大柴胡汤下之则愈。

注：呕不止，为热壅于胃；心下急，为胃热结聚；郁郁微烦，为少阳气机郁遏；与大柴胡汤下之，还常有不大便、口苦、苔黄、脉弦等症状。

【验案】（大柴胡汤）

李某，女，54 岁。患者右胁疼痛，旁及胃脘，痛势剧烈难忍，满床乱滚，大汗淋漓，只有在注射度冷丁后才能勉强止痛一时。其人形体肥胖，面颊红赤，口苦泛恶，不能饮食，大便已 4 天未解，小便黄赤涩痛。舌体红绛，苔根黄腻，脉沉滑有力。西医确诊为胆囊炎，但不排除胆石症。中医认为病位在肝胆，气火郁结，肝气横逆，傍及胃肠，腑气不利，故大便秘结。六腑以通为顺，气火交阻凝结，所以疼痛剧烈难忍。处方：柴胡 18g，黄芩 9g，半夏 9g，生姜 12g，大黄 9g，枳实 9g，白芍 9g，郁金 9g，陈皮 12g，牡蛎 12g。药煎成后，一剂分温 3 次服下。一服后痛减；再服后大便通行，心胸得爽，口苦与恶心皆除。二服尽则疼痛止（刘渡舟．经方临证指南．天津：天津科学技术出版社，1993：91）。

下篇 《伤寒论》三阳三阴病证的实质证型研究

第104条：伤寒十三日不解，胸胁满而呕，日晡所发潮热，已而微利。此本柴胡证，下之以不得利；今反利者，知医以丸药下之，此非其治也。潮热者，实也，先宜服小柴胡汤以解外，后以柴胡加芒硝汤主之。

注：柴胡加芒硝汤即小柴胡汤加芒硝。芒硝咸苦寒，功用润燥软坚，泄热通便。

【验案】（柴胡加芒硝汤）

刘某，男，1996年6月13日初诊。患者1周前出现鼻塞流涕，身热，测体温37.6℃，服感冒颗粒后外感症状微解，但仍身热不除，每于午后潮热面赤，头痛，两胁不适，大便3天不行，舌红、苔薄黄，脉弦有力。证属少阳阳明之轻证，治以和解少阳兼治阳明，拟柴胡加芒硝汤：柴胡、党参各6g，黄芩、半夏各9g，炙甘草3g，生姜4片，大枣4枚，芒硝5g（冲）。两剂热退而愈［李艳锋，张恒，张致祥.《伤寒论》六柴胡汤之临床运用举隅.陕西中医，2009，30（9）：1242］。

第136条：伤寒十余日，热结在里，复往来寒热者，与大柴胡汤。

王某，男，57岁。外感后续发高热（体温40℃）持续2天而退。此后每隔十余日必发一次，很有规律性。发热时两目昏糊，不恶寒，伴心胸痞结，大便干燥，小便色黄，舌苔黄腻。此邪热伏于少阳募原，为"瘅疟"之证。处方：柴胡9g，黄芩9g，大黄9g，枳实9g，半夏9g，生姜12g，白芍9g，草果3g，槟榔3g，丹皮9g。服1剂后，大便畅行3次，热退。改方为柴胡、黄芩、厚朴、知母各9g，大黄、草果、青皮各6g，槟榔3g。又服3剂后，余症全消，后追访3个月未发（刘渡舟.经方临证指南.天津：天津科学技术出版社，1993：89）。

第229条：阳明病，发潮热，大便溏，小便自可，胸胁满不去者，与小柴胡汤。

注：发潮热，大便溏，小便自可，为邪虽传阳明，而燥屎却未全成。

### ☆ 半表半里兼热扰心神（半表半里 热 心 神）

第107条：伤寒八九日，下之，胸满，烦惊，小便不利，谵语，一身尽重，不可转侧者，柴胡加龙骨牡蛎汤主之。

注：热扰于心，神清时心烦，神昏时谵语；心不敛神，心神游移浮越，则惊怖不宁。小便不利，为三焦阻滞；一身尽重，不可转侧者，为热壅肌肉。

【验案】（柴胡加龙骨牡蛎汤）

尹某，男，32 岁。患癫痫病，平素头晕，失眠，入寐则呓语不止，胸胁苦满，自汗出而大便不爽。癫痫时常发作。望其人神情发呆，面色青白，舌质红，苔白而干，脉沉弦。头晕、胸胁满而脉弦，证属少阳无疑。入夜梦呓犹如白昼谵语，自汗出又不恶寒，复兼大便不爽，已露阳明腑热之机。此病得于惊恐之余，又与肝胆之气失和有关。《伤寒论》曰："胸满，烦惊……谵语，一身尽重，不可转侧者，柴胡加龙骨牡蛎汤主之。"与此证极为合拍。处方：柴胡 9g，黄芩 9g，半夏 9g，生姜 9g，茯苓 9g，桂枝 6g，龙骨 9g，牡蛎 18g，大黄 6g，铅丹 4.5g，大枣 6 枚。服 1 剂后，呓语止而胸胁满去，精神好转，但见气逆、欲吐不吐之状，加竹茹、陈皮各 10g，再服 2 剂而症全消。此后癫痫未发（刘渡舟.经方临证指南.天津：天津科学技术出版社，1993：100）。

## ★ 半表半里兼阳郁水饮内停（半表半里 阳郁 水 饮 里）

第 147 条：伤寒五六日，已发汗而复下之，胸胁满微结，小便不利，渴而不呕，但头汗出，往来寒热，心烦者，此为未解也，柴胡桂枝干姜汤主之。

注：小便不利，为水饮内停；渴为水不化气，津不上承；但头汗出，为邪结阳郁，郁热上蒸。柴胡桂枝干姜汤可宣散郁结，清解郁热，温运化饮。

**【验案】（柴胡桂枝干姜汤）**

刘某，男，35 岁。有肝炎病史，最突出的症状是腹胀特别明显，尤其以午后为重，坐卧不安，伴大便溏稀不成形，每日二三次，小便反少，且口渴欲饮。舌质淡嫩、苔白滑，脉弦缓而软。因肝病及脾，中气虚寒，而又肝气不舒，所以大便虽溏而腹反胀。处方：柴胡 10g，黄芩 6g，桂枝 6g，干姜 6g，天花粉 12g，牡蛎 12g，炙甘草 6g。连服 6 剂后，腹胀消，大便也转正常（刘渡舟.经方临证指南.天津：天津科学技术出版社，1993：97）。

# 三、里兼

## 1. 腑兼

### （1）膀胱兼

#### ★膀胱湿热，肾阴亏虚（膀胱 湿 热 肾 阴虚）

第 84 条：淋家，不可发汗，发汗必便血。

注：淋家，是指尿意频数，量少而不畅，小腹急迫不舒，尿时溺管中疼痛，其多由肾阴虚而膀胱有热所致。

### （2）胆兼

#### ★胆热犯肠（胆 热 肠）

第 172 条：太阳与少阳合病，自下利者，与黄芩汤。

注：太阳与少阳合病既有发热、恶寒、头痛，又有胸胁苦

满、口苦咽干、目眩。

【验案】（黄芩汤）

王某，男，28岁。初夏迎风取爽受凉后，病头痛而身热，经治表证已解，但出现大便下痢，肛门灼热，每日四五次，伴腹中疼痛、里急后重及口苦、恶心等。脉弦数而滑，舌苔黄白相杂。此属少阳经热内注于胃肠，以致腑气不和。处方：黄芩10g，白芍10g，大枣7枚，炙甘草6g，半夏10g，生姜10g。服药3剂而愈（刘渡舟.经方临证指南.天津：天津科学技术出版社，1993：67）。

### ⭐ 胆热犯胃（胆 热 胃）

第172条：太阳与少阳合病……若呕者，黄芩加半夏生姜汤主之。

注：黄芩加半夏生姜汤即黄芩汤加半夏、生姜。

### ⭐ 胆胃不和（胆 胃）

第230条：阳明病，胁下鞭满，不大便而呕，舌上白胎者，可与小柴胡汤。上焦得通，津液得下，胃气因和，身濈然汗出而解。

注："舌上白胎者"，为热入未深；可与小柴胡汤，加减化裁又在不言之中。

李某，女，48岁，2003年5月12日初诊。患者平素寡言，大便时常秘结，三四日一行，临厕努挣难下且伴心烦易怒。苦于便结难解，遂自购泻药以求一快，服复方芦荟胶囊2粒，每日3次，连服2天，泻下后停服，但大便仅得暂通，数日后复结，更增口渴、腹痛、痛引胁下、纳差欲呕，为求治疗前来就诊。现症见：便秘4日一行，口渴，腹胀痛，心烦易怒，神疲乏力，舌质偏红，苔薄白而腻，脉弦细略数。中医诊断为便秘。证属气郁化火，大肠传导失常。治宜疏肝清热，顺气行滞，予小柴胡汤加减：柴胡10g，黄芩15g，姜半夏9g，白芍12g，枳实10g，当归10g，紫菀18g，桔梗10g，炙甘草6g，6剂。服上方后大便得通，诸症大减，遵此方又服6剂，大便顺畅日一行，遂停药。嘱其服逍遥丸善后，并节饮食，畅情志〔张怀亮．小柴胡汤临床运用举隅．辽宁中医杂志，2007，34（6）：828〕。

## （3）肠兼

### ⭐ 表热迫肠（热 表 大肠）

第34条：太阳病，桂枝证，医反下之，利遂不止。脉促者，表未解也；喘而汗出者，葛根黄芩黄连汤主之。

注：本条症状当发热恶寒，脉来急促，下利黏秽，或暴注下迫，喘而汗出，小便短赤。葛根黄芩黄连汤中，葛根解肌于表；黄芩、黄连清热于里。

**【验案】（葛根黄芩黄连汤）**

刘某，男，3岁，2000年8月20日初诊。患儿因高热、咽喉疼痛3日来诊。现症见：高热，体温达40℃，面赤，有汗，口渴唇干，咽喉疼痛，大便微溏日2～3次，小便短赤，扁桃体红肿，舌质红，舌苔黄厚，脉浮洪大有力。初诊认为暑邪已入阳明气分，予辛凉重剂白虎汤加味。处方：生石膏20g，知母10g，甘草6g，板蓝根10g，大青叶10g，牛蒡子9g。二诊：服上方1剂后，高热不但不退，而且溏便增至4次，闻声惊惕，气粗呕恶，舌质红，舌苔黄厚腻，脉浮洪大有力。苦思良久，患儿汗出，面赤，高热，脉象浮洪大有力，是表有邪；舌质红，舌苔黄厚腻不燥，呕恶上逆，大便溏泻，且次数增多，是脾胃蕴有暑湿，此乃夹热下痢，纯系葛根黄芩黄连汤证。处方：葛根10g，黄芩8g，黄连5g，甘草6g，荆芥6g，防风6g，苏叶6g，生石膏15g，滑石10g，大青叶10g，牛蒡子9g。服上方1剂，患儿体温减轻。又服3剂，患儿体温正常，大便成形，呕恶亦止，病告痊愈［张长强，梁广新.葛根黄芩黄连汤治泄泻下痢的临床验证.河南中医，2002，22（4）：4］。

⭐**肠热腑实兼肾阴津亏虚（肠 胃 热 燥屎 肾 阴虚 津亏）**

第320条：少阴病，得之二三日，口燥咽干者，急下之，宜大承气汤。

注：口燥咽干者，为津液将竭，这是燥屎宿食内结，土实克水；宜大承气汤，表明其主症如腹满、不大便等自然包括在内。

第322条：少阴病，六七日，腹胀，不大便者，急下之，宜大承气汤。

注：不大便者，为肾水内竭，精神不支；宜大承气汤的"宜"，有斟酌考虑之意，即在某些情况下小承气汤亦可选用。

### ⭐肠热腑实（重），阴虚欲竭（热＜燥屎 胃＜肠 亡阴）

第212条：伤寒若吐、若下后不解，不大便五六日，上至十余日，日晡所发潮热，不恶寒，独语如见鬼状；若剧者，发则不识人，循衣摸床，惕而不安，微喘直视，脉弦者生，涩者死。微者，但发热谵语者，大承气汤主之。若一服利，则止后服。

注：微喘，为腑气不降，正气欲脱；直视，为肾阴将竭；微者，为伤阴不重。本证用大承气汤究嫌孤注一掷，远不如后世温热学派的黄龙汤、复脉汤、定珠汤等方稳妥而可靠。

**【验案】（大承气汤）**

患者，男，56岁，农民，2007年6月27日初诊。患者因右侧半身不遂3天来诊。现症见：右侧半身不遂，语言謇涩，头晕失眠，妄言骂詈，躁扰不宁，大便秘结。查体：血压185/110mmHg，神志清楚，体质壮实，面色红赤，反应迟钝。颈软，心、肺、腹无显著改变。神经系统检查，右下肢肌力为Ⅲ级，右侧指鼻试验及轮替试验均为阳性，生理反射存在，病理反射未引出。头颅CT示右侧基底节区腔隙性脑梗死；额叶、顶叶脑萎缩。遂以中风、

下篇 《伤寒论》三阳三阴病证的实质证型研究

癫狂收入疗区。患者入院后，经辨证论治，中风症状很快好转，住院后第三天右侧肢体肌力便恢复至Ⅳ级，但精神症状却渐加重。性情急躁，有时幻听幻视，躁狂不羁，嘻笑怒骂，独语如见鬼状，自称是"罪魁祸手"，周身燥热，午后为重，赤膊光身，亦不觉冷，不避亲疏。追问病史，患者入院前在家时即已出现精神症状，家人称"中了邪气"，且连续五天五夜失眠，近六天未解大便。查患者舌质红绛，苔黄厚焦燥而干，脉弦滑有力。结合病史及检查，思及《伤寒论》有言："伤寒若吐、若下后不解，不大便五六日，上至十余日……独语如见鬼状；若剧者，发则不识人，循衣摸床，惕而不安，微喘直视……但发热谵语者，大承气汤主之。"遂投以大承气汤。处方：生大黄15g（后下），厚朴20g，生枳实15g，玄明粉10g（冲），苍术、白术各10g，玄参10g，莱菔子10g，生地10g。服药当日（即入院后第五日）下午解大便一次，家人诉便质颇稀，臭秽难闻，矢气交作，并于当晚安静入睡，从晚8时睡至第二日上午10时。醒后精神状态转为正常，略觉疲乏。遵经旨"若一服利，则止后服"，停大承气汤。以凉膈、归脾、四君等善其后，续治3周痊愈出院。随访半年未再复发［孟繁东．大承气汤治愈癫狂病验案1则．北京中医药，2008，27（9）：735］。

第252条：伤寒六七日，目中不了了，睛不和，无表里证，大便难，身微热者，此为实也。急下之，宜大承气汤。

注1：目中不了了，睛不和，为视物不明，转动不灵活；

宜大承气汤，为釜底抽薪之应急措施。

注2：五脏六腑之精皆上注于目，目睛不和，是真阴将竭。大便难应不是一般的费力，而是极力努责，顽固不下，这也是燥屎的特征。

**【验案】（大承气汤）**

张某，男，2岁半，1996年7月16日初诊。其母代诉：6天前患儿出现腹泻，呈水样大便，量多，伴有低热，赴某乡医院诊治，给予口服小儿复方新诺明，后又输注小诺霉素等药物罔效。发热，体温波动在38℃～39℃之间，又服健脾止泻中药参苓白术散2剂，病情增剧，腹泻由每日十余次增至后来无法计次数。现症见：呈昏睡状态，呼吸浅表微弱，精神萎靡，皮肤苍白，弹性差，提起后不易平复，眼窝凹陷，无涕泪，口唇干燥，腹部凹陷，有压痛，四肢厥冷，体温40℃，平卧于床，肛门常有少量黄色水样物流出，气臭秽，肛门周围呈红色，舌红少津，苔黄干厚，脉沉细。此时病情十分严重，凭症、舌、脉诊为湿热积滞大肠，有形燥屎阻结之热结旁流证，应急下存阴，采用"通因通用"法。处方：大黄6g（后下），芒硝4.5g（分冲），枳实6g，厚朴6g，生地黄6g，太子参10g，水煎分3次喂服，并给予液体支持疗法。服1剂即大便通利，泻下燥屎如玉米粒大小3～4枚，热退，涕泪出，腹泻止，能进稀粥。后又服四君子汤加养阴消导之剂2剂以善后［史小青，王振涛.大承气汤治疗重症热结旁流证的体会.上海中医药杂志，2003，37（3）：28］。

第253条：阳明病，发热，汗多者，急下之，宜大承气汤。

注：阳明病包括腹满、腹痛。汗多为随拭随出，有不尽止之势。

第254条：发汗不解，腹满痛者，急下之，宜大承气汤。

注：腹满痛，为发汗之后，若腹中更满、更痛，便是津液外出之后，燥屎更加停滞，可比作无水行舟。

⭐ **肠热腑实（热 燥屎 胃 肠）**

第56条：伤寒不大便六七日，头痛有热者，与承气汤（本条属肠热腑实之中\轻证；热＞燥屎）。

注1：大承气汤是峻下剂，必须潮热兼大便硬者，始可用之，二者缺一，便不够使用大承气汤的条件。

注2：头痛有热者，与承气汤，由于不大便，浊邪上犯清阳，使便通热解，头痛亦必自愈。

第208条：阳明病，脉迟，虽汗出不恶寒者，其身必重，短气，腹满而喘，有潮热者，此外欲解，可攻里也。手足濈然汗出者，此大便已鞭也，大承气汤主之（本条属肠热腑实之重证；热＜燥屎，胃＜肠）。

**【验案】（大承气汤）**

张某，男，58岁，工人，2006年8月8日担架抬来就诊。亲友代诉：喘促、不大便5天，加重2天。现面红体实，气喘息粗，张口抬肩，呼吸困难，表情痛苦，身热烦躁，不欲饮食，口干思饮，腹硬胀痛，舌红苔黄厚，脉滑数。诊断为喘证，证属里热便秘，腑气不通，肺失肃降。

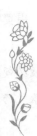

治以泄热通便，肃降肺气，予大承气汤加味：大黄20g，枳实12g，厚朴15g，芒硝15g（另包冲服），黄芩12g，瓜蒌12g，3剂。药后大便数次，奇臭异常，现已便通喘消，诸症如失，全身轻松，精神、食欲渐佳。嘱其注意饮食调养，1年后随访未发［王如茂.大承气汤临床应用.中国中医急症，2008，17（5）：706］。

第208条：……若腹大满不通者，可与小承气汤，微和胃气，勿令致大泄下（本条属**肠热腑实之中证；热>燥屎，胃<肠**）。

注：若腹大满不通者，提示痞满显著。

**【验案】（小承气汤）**

刘某，女，40岁，因火灼伤全身多处90分钟于2010年3月17日入院。患者既往无特殊病史，全身56%皮肤Ⅱ度~Ⅲ度火灼伤。入院后6天未解大便，发热，腹胀。查体：体温38.1℃，腹微隆，无压痛，肠鸣音弱，舌红、苔薄，脉细弦。血常规：白细胞$13.6×10^9$/L。予以通腑泄热法，方用小承气汤加味。处方：生大黄10g，枳实10g，厚朴10g，木香10g，莱菔子15g，白术10g，当归10g，粉甘草10g。煎成200mL，每日2次口服。服药当日即排大便400g，后每2天排便1次，白细胞渐下降至正常，后经4次手术，痊愈出院［许婵娟，喜新.通腑法治疗危重症患者肠功能障碍验案1则.江苏中医药,2011,43（3）：61］。

第 213 条：阳明病，其人多汗，以津液外出，胃中燥，大便必鞕，鞕则谵语，小承气汤主之。若一服谵语止者，更莫复服（本条属**肠热腑实之中证；热 > 燥屎，胃 < 肠**）。

注：其人多汗，为里热，势急量多。"胃中燥，大便必鞕"，为未达燥屎程度，所以不用大承气汤峻下，而只用小承气汤和其胃气。

第 214 条：阳明病，谵语，发潮热，脉滑而疾者，小承气汤主之。因与承气汤一升，腹中转气者，更服一升（本条属**肠热腑实之中证；热 > 燥屎，胃 < 肠**）。

第 215 条：阳明病，谵语，有潮热，反不能食者，胃中必有燥屎五六枚也……宜大承气汤下之（本条属**肠热腑实之重证；热 < 燥屎，胃 < 肠**）。

第 215 条：阳明病，谵语、有潮热……若能食者，但鞕耳（本条属**肠热腑实之中 \ 轻证；热 > 燥屎**）。

注：假如食欲尚好，则只是大便干硬，尚未至燥屎程度；如燥屎已成，可用大承气汤攻下。能食者，虽结未甚，只须和胃气，泄其邪热，宜用小承气汤或调胃承气汤。

**【验案】（小承气汤）**　莫某，男，32 岁，2000 年 6 月 20 日初诊。患者 20 天前因高热腹泻"治愈"后，出现口气重浊秽臭，嗳气频作，烦渴引饮，食少腹胀，小便短赤。某医以竹叶石膏汤施治罔效。现上症仍在，兼见腹微痛，大便数日未行，舌质红，苔黄厚燥，脉弦数。证属胃肠积热，腑气不通，浊气上逆。治以通腑泄热，和胃降浊。方用小承气汤加味：

大黄、竹茹、厚朴各 10g，枳实 12g，芦根、石膏、赭石各 30g。1 剂未尽，解下燥屎数枚，口渴、口臭大减，嗳气消失。后随症加减 2 剂而愈，随访至今未复发［黄丰秀．小承气汤新用．四川中医，2001，19（1）：79］。

第 218 条：伤寒四五日，脉沉而喘满。沉为在里，而反发其汗，津液越出，大便为难；表虚里实，久则谵语。

注：满，为腹满；发其汗，津液越出，为津液由汗外越，胃家转燥，大便必结；表虚里实，为表和无病，而里已成实。

第 220 条：二阳并病，太阳证罢，但发潮热，手足漐漐汗出，大便难而谵语者，下之则愈，宜大承气汤。

第 238 条：阳明病，下之，心中懊𢙃而烦，胃中有燥屎者，可攻……若有燥屎者，宜大承气汤（本条属**肠热腑实之重证**；热＜燥屎，胃＜肠）。

注：当有腹满痛等实邪。

第 239 条：病人不大便五六日，绕脐痛，烦躁，发作有时者，此有燥屎，故使不大便也（本条属**肠热腑实之重证**；热＜燥屎，胃＜肠）。

第 240 条：病人烦热，汗出则解，又如疟状，日晡所发热者，属阳明也。脉实者，宜下之……下之与大承气汤，发汗宜桂枝汤（本条属**肠热腑实之重证**；热＜燥屎，胃＜肠）。

第 242 条：病人小便不利，大便乍难乍易，时有微热，喘冒不能卧者，有燥屎也，宜大承气汤（本条属**肠热腑实之重证**；热＜燥屎，胃＜肠）。

注：小便不利，为燥热内盛，津液内乏；大便乍难乍易，

为燥屎内结 / 热结旁流；时有微热，即微有潮热；喘冒，为肺与大肠相表里 / 燥热上攻，清阳不升。

第 255 条：腹满不减，减不足言，当下之，宜大承气汤（本条属肠热腑实之重证；热 < 燥屎，胃 < 肠）。

注：腹满不减，减不足言，属里实。

★ **热结旁流兼肾阴津亏虚（肠 热 毒 燥屎 肾 阴虚 津亏）**

第 321 条：少阴病，自利清水，色纯青，心下必痛，口干燥者，可下之，宜大承气汤。

注：自利清水，色纯青，为燥屎内结，热迫津液；心下必痛，为胃气壅滞不通；口干燥者，为少阴阴液耗伤，津液无以上承。

【验案】（大承气汤）

宋某，男，72 岁，干部，于 2000 年 12 月 7 日以"间断性腹泻 4 个月，胸闷、心前区不适感 4 小时"为主诉由门诊收入院。

患者有间断性腹泻病史 4 个月，腹泻时服黄连素、氟哌酸可缓解，有糖尿病病史 6 年，中风病史 3 年，冠心病病史 2 年。4 小时前无明显诱因出现左前胸心前区不适，在门诊测血压 198/110mmHg，心电图示窦性心律，陈旧性下壁心肌梗死、前侧壁心肌缺血。入院后西药给予扩冠、降压、抗凝药物。中医辨证为气阴不足，血瘀心脉，给予生脉饮加丹参饮及活血化瘀药物，胸闷、心前区不适感迅速缓解但腹泻加重，即在上方中加入诃子、煨肉蔻、焦三仙、炒玉米，患者腹泻无好转亦无加重，每日腹泻 1 ~ 2

次，上方服至 12 剂时腹泻加重，呈稀便，每日 3 ～ 4 次，无脓血，无里急后重，舌质红，苔薄黄，脉弦细，治疗改为补肾固涩止泻，予四神丸合赤石脂、禹余粮，加健脾止泻之品，服药 2 剂，腹泻加重，一晚上腹泻 8 次，患者自己无法控制，又请西医内科会诊，给以贝飞达、舒利启能治疗，腹泻反而加重，每日泻二十余次。科内会诊：患者精神尚好，语声高，面色红，食欲、食量正常，口干、口臭，稀水样便，有腐臭味，腹泻前腹胀，腹中肠鸣，泻后胀减，有肛门灼热感，无里急后重，无脓血，体温 38℃，舌质红，苔黄而干，脉弦有力。结合上述表现，诊为胃肠积热，燥屎内结，治以清热泻下之法。处方：生大黄 15g（后下），芒硝 10g（冲服），川厚朴 10g，枳实 10g，急煎 100mL，口服。药后泻出稀便内夹杂质硬之粪块 5 ～ 6 枚，第 2 次为稀便，臭秽，随之腹胀、腹中肠鸣明显减轻。上方继服 2 剂，大便每日 1 次，已成形。患者继服和胃消导、健脾之剂以善后［史小青，王振涛．大承气汤治疗重症热结旁流证的体会．上海中医药杂志，2003，37（3）：28］。

## ★ 肠胃热郁（热 肠 胃）

第 123 条：太阳病，过经十余日，心下温温欲吐而胸中痛，大便反溏，腹微满，郁郁微烦。先此时自极吐下者，与调胃承气汤；若不尔者，不可与；但欲呕，胸中痛，微溏者，此非柴胡汤证，以呕，故知极吐下也，调胃承气汤。

注1：郁郁微烦，为精神烦闷不舒；先此时自极吐下者，与调胃承气汤，说明如果是由于大吐下所致，可用调胃承气汤；若不尔者，即否则的话；以呕，故知极吐下也，即从呕吐情况判断，所以知道本证是由于大吐下所致。

注2：本条所述症状，其性质属热、属实，理由为：①温温欲吐是热扰于胃；②大便反溏不是虚寒泄泻，"反"是眼目；③腹泻，郁郁微烦，为热实于内，但并不甚重；④调胃承气汤为和胃泄热之剂。

【验案】（调胃承气汤）

安某，男，38岁。患慢性痢疾1年多，大便每日三四次，兼夹黏液，有下坠感，伴腹胀肠鸣。舌质红，苔黄，脉弦。先按厥阴下利治疗，用白头翁汤加白芍、麦冬，2剂后大便黏液明显减少，但仍腹胀肠鸣而下坠，此属热结阳明，胃肠气机不利，宜通因通用，从调胃承气汤法。处方：大黄9g，风化硝9g，炙甘草9g，白芍15g，川楝9g，青皮9g。服药1剂后，大便泻出黄黑色粪垢甚多，顿觉腹中宽适。宗前法用调胃承气汤原方又1剂，诸症皆消（刘渡舟.经方临证指南.天津：天津科学技术出版社，1993：745）。

## （4）胃兼

### ★胃中湿热，风寒表疏（胃 湿 热 风 > 寒 表）

第17条：若酒客病，不可与桂枝汤，得之则呕，以酒客不喜甘故也。

注：若酒客病，即如果患了脉缓汗出的中风证，用桂枝则辛温助热，而甘草、大枣甘缓助湿，不适合湿热内盛体质。

## ⭐ 热壅胃脘兼表阳虚（热 胃 表 阳虚）

第 155 条：心下痞，而复恶寒，汗出者，附子泻心汤主之。

**【验案】（附子泻心汤）**

佟某，女，26 岁。患大便干结，数日一次，腹不满，牙床肿痛，口腔溃烂，口渴欲饮，小便黄赤，至午后日暮之时则头面烘热而赤，每月一发，多在月经来潮之前，病已 1 年。始以为胃肠燥热，欲投以调胃承气汤。待视其舌，舌质淡嫩有齿痕，苔白润，脉沉。舌脉与证不合，分明有阳虚之征，于是又仔细询问，方知平素形寒肢冷，汗出恶风，且心下痞，月经提前，量少而色暗，伴腹痛。此属上热下寒证。处方：制附子 12g（水煎煮），大黄、黄连、黄芩各 6g（沸水泡渍）。和汁兑服，3 剂。服药后牙痛、口渴、汗出、心下痞等症均消，大便转常。按往常月经应提前而至，但此次没有提前。上方加附子为 15g，又服 3 剂后，月经按期而至（刘渡舟. 经方临证指南. 天津：天津科学技术出版社，1993：58）。

## ⭐ 胃肠邪实（胃 肠 实）

第 180 条：阳明之为病，胃家实是也。

## ⭐ 胃肠阳虚寒凝（胃 肠 阳虚 寒）

第 358 条：伤寒四五日，腹中痛，若转气下趋少腹者，此欲自利也。

注：伤寒四五日，腹中痛，为素禀阳虚，机体抗邪无力，寒邪日渐深入，应无热恶寒。

### ★ 胃热肠寒（胃 热 肠 寒）

第 173 条：伤寒，胸中有热，胃中有邪气，腹中痛，欲呕吐者，黄连汤主之。

注1：胸中指胃，胃中指肠，邪气指寒邪。胃中有热，故欲吐，肠中有寒，所以腹中痛，总上热下寒，阴阳升降失其常度，阳在上不下，阴在下不上。

注2：黄连汤为半夏泻心汤减黄芩加桂枝。本方寒热平调，其中黄连清胃中之热，干姜、桂枝温肠中之寒，人参、甘草、大枣和胃安中，半夏镇逆止呕。

【验案】（黄连汤）

侯某，女，55岁。患上热下寒证，每于进食后约1小时，胃气上逆而泛恶吐酸，胸中憋闷疼痛，同时伴见腹痛肠鸣，大便溏稀。舌淡苔白，脉弦。黄连汤主之。处方：黄连10g，干姜7g，桂枝9g，炙甘草10g，党参10g，半夏10g，大枣5枚。服药5剂，寒热之证尽愈（刘渡舟.经方临证指南.天津：天津科学技术出版社，1993：66）。

### ★ 胃热扰心（胃 热 心）

第 105 条：伤寒十三日，过经谵语者，以有热也，当以汤下之。若小便利者，大便当鞕，而反下利，脉调和者，知医以丸药下之，非其治也。若自下利者，脉当微厥，今反和者，此为内实也，调胃承气汤主之。

注：过经，为病已离开太阳经；而反下利，脉调和者，指今反下利，脉象调和；若自下利者，脉当微厥，今反和者，此为内实也，是指如果是病人自下利，脉象应微厥，今反而和，与阳明内实证相符，这是内实的确切证据。

**【验案】（调胃承气汤）**

张某，男，21岁，1996年5月21日初诊。家人代诉：3年前，因学业不顺，渐致精神抑郁。曾在某精神病院确诊为精神分裂症，且多方治疗未愈。近来常彻夜不眠，四处游走，不知饥渴，大便干结。现症见：神情抑郁，表情淡漠，坐立不宁，语无伦次，气粗、口臭。视之形体健壮，舌质红绛，苔黄腻，脉弦滑。投以仲景调胃承气汤加味。处方：炙甘草、枳实各20g，大黄、芒硝各15g。2剂，水煎服，日1剂。服药1剂后，呕吐痰涎一碗，便下如羊屎若干，自觉心胸舒畅。又服2剂，泻下黏液便若干后，患者神志清醒，言语恢复正常，睡眠、饮食改善，生活能自理，仍时有头昏。改以杞菊地黄汤加减，调治半月告愈。随访1年，病未复发［李立.仲景临床应用三则.湖北中医杂志，2003，25（8）：38］。

### ★ 胃气虚寒，蛔虫扰胸膈（胃 气虚 阳虚 蛔虫 胸膈）

第 338 条：……蛔厥者，其人当吐蛔。今病者静，而复时烦者，此为脏寒。蛔上入其膈，故烦，须臾复止；得食而呕，又烦者，蛔闻食臭出，其人常自吐蛔。蛔厥者，乌梅丸主之。又主久利。

注 1：蛔厥者，指厥冷程度较轻，虽脉微肢厥，但无周身肤冷。

注 2：蛔虫喜温避寒。

注 3：有便蛔或吐蛔史；脏寒即胃气虚寒。

【验案】（乌梅丸）

张某，男，17 岁，2004 年 1 月 15 日初诊。患者半年前即觉尿频量多，日达 20 多次，渴欲饮水，在某医院检查血常规、血糖、尿糖、血 T3、T4、TSH 均正常，头颅 CT 也无异常，血压正常，尿比重 1.003，禁水试验阳性。诊断为尿崩症，服多种药物疗效不明显，来我处诊治。现症见：形体消瘦，面色淡白少华，皮肤皲裂，尿频量多，日达 20 多次，夜尿更甚，每 24 小时尿量达 5000mL，口干多饮，饮水不解渴，时有烦躁，无手足心热，无盗汗，伴有失眠多梦，舌红苔花剥，脉细弦。证属肺热津伤，肾虚失固。治以清热生津，固肾摄精。方选乌梅丸加减：乌梅 20g，麦门冬 20g，细辛 2g，肉桂 3g，知母、当归、党参各 10g，黄柏 6g，制附子 5g，黄连 3g，桑螵蛸、玄参、生地黄、合欢皮、益智仁各 15g，台乌药 6g。水煎服，每日 1 剂，分 2 次口服。5 剂后尿量减半，症状好转，舌红苔白，脉细弦。原方加减继服 1 个月而诸症悉除。随访 2 年未复发［夏建华. 经方治验举隅. 甘肃中医，2010，23（5）：1914］。

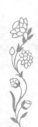

#### ⭐ 胃肠瘀热（血瘀 > 热 胃 肠）

第 237 条：阳明证，其人喜忘者，必有蓄血。所以然者，本有久瘀血，故令喜忘；屎虽鞕，大便反易，其色必黑者，宜抵当汤下之。

第 257 条：病人无表里证，发热七八日，虽脉浮数者，可下之。假令已下，脉数不解，合热则消谷喜饥，至六七日不大便者，有瘀血，宜抵当汤。

注：发热七八日，为持续性低热（瘀血发热之特征）。

#### ⭐ 热壅胃肠兼半表半里（热 胃 肠 半表半里）

第 165 条：伤寒发热，汗出不解，心中痞鞕，呕吐而下利者，大柴胡汤主之。

注：伤寒发热，为发热不恶寒；下利，为下利黏秽不爽。

**【验案】（大柴胡汤）**

李某，女，36 岁。患慢性阑尾炎急性发作，右侧少腹疼痛，伴见低热不退，胸胁苦满，月经衍期未至，带下极多。舌质绛，苔黄白夹杂，脉沉滑。此为肝胆气郁，湿毒与血相结。处方：柴胡 15g，黄芩 6g，大黄 9g，枳实 9g，赤芍 15g，丹皮 15g，桃仁 15g，冬瓜仁 30g，薏苡仁 30g，茯苓 30g，桂枝 6g，苦参 6g。服药 2 剂后，少腹疼止，热退，月经来潮。再稍加调理而愈（刘渡舟.经方临证指南.天津：天津科学技术出版社，1993：92）。

下篇 《伤寒论》三阳三阴病证的实质证型研究

### ✿ 邪热壅胃兼风寒袭表（热 胃 风 寒 表）

第 164 条：伤寒大下后复发汗，心下痞，恶寒者，表未解也。不可攻痞，当先解表，表解乃可攻痞；解表宜桂枝汤，攻痞宜大黄黄连泻心汤。

注：进一步以实例强调了"脉浮而紧，而复下之，紧反入里，则作痞"（第 151 条）的观点。

### ✿ 胃肠血热（胃 肠 血热）

第 202 条：阳明病，口燥，但欲漱水，不欲咽者，此必衄。

注：此必衄，为甚可吐血、便血。

第 227 条：脉浮，发热，口干，鼻燥，能食者则衄。

## 2. 脏兼

### （1）脾兼

### ✿ 脾肾阳气虚，气不摄血（脾 肾 阳虚 气虚 动血）

第 306 条：少阴病，下利便脓血者，桃花汤主之。

注：因脾肾阳虚，火不暖土，阳虚不能约束下焦，滑脱不禁，日久则阳不缩阴，气不摄血，血液外渗。桃花汤可温阳固脱，涩肠止利。

第 307 条：少阴病，二三日至四五日，腹痛，小便不利，下利不止，便脓血者，桃花汤主之。

注：腹痛，为少阴病寒凝不解，阳气不温所致；小便不利为利多津液损伤所致。

**〔验案〕（桃花汤）**

程某，男，56岁。患"肠伤寒"住院治疗已四十多天，仍大便泻下脓血，血多而脓少，每日三四次。伴腹痛阵发，手足发凉，神疲体倦，饮食减少。其人面色不泽，舌体胖大质淡，脉弦缓。此为脾肾阳虚，寒伤血络，下焦失约，属少阴虚寒下利便脓血无疑。但因久利之后，不仅大肠滑脱不禁，而且气血亦为之虚衰，所以治疗当温涩固脱兼益气生血。处方：赤石脂30g（一半研末冲服，一半入汤剂煎煮），炮姜9g，粳米9g，人参9g，黄芪9g。服3剂后脓血止；再服3剂大便转常，腹中安和，饮食增进。转用归脾汤加减，巩固疗效而收功（刘渡舟.经方临证指南.天津：天津科学技术出版社，1993：108）。

## ⭐ 脾肾阳衰，虚阳浮越（脾　肾　亡阳　阳浮）

第370条：下利清谷，里寒外热，汗出而厥者，通脉四逆汤主之。

注：清谷为完谷不化；里寒外热，为里真寒外假热；汗出而厥者，即出汗而手足厥冷。当出现身反不恶寒、面色赤等假象时，脉象必沉微欲绝。

## ⭐ 脾肾阳虚（脾　肾　阳虚）

第159条：伤寒服汤药，下利不止，心下痞鞕，服泻心汤已，复以他药下之，利不止；医以理中与之，利益甚。理中者，理中焦，此利在下焦，赤石脂禹余粮汤主之。复不止者，当利其小便。

注：伤寒服汤药，是指伤寒表证服攻下汤药。赤石脂禹余粮汤可固脱止利。

【验案】（赤石脂禹余粮汤）

赵某，女，35岁，1998年9月21日初诊。腹泻6年，每日泻下十余次，呈水样便，纤维结肠镜检查示慢性结肠炎，目前须每日口服复方苯乙哌啶6片，方能减少腹泻。形体渐瘦，面黄无华，舌苔薄黄腻，舌质淡紫，脉细。证属脾肾两虚，中焦失运，水谷不分，滑脱不收。治拟健脾温肾，利湿固涩，以赤石脂禹余粮汤加味：赤石脂、禹余粮各30g，熟附子6g，焦白术10g，党参、泽泻、怀山药各12g，炮干姜5g，肉桂3g（后下）。药服2剂后，腹泻次数减少；7剂后已基本不服复方苯乙哌啶；14剂后每日大便2～3次，成形；21剂后，腹泻进一步减少，遂去赤石脂、禹余粮，加茯苓12g，炒薏苡仁15g。续服1个月，诸症告愈［陈涤平.古方辨治久泻5则.安徽中医学院学报，2002.，21（6）：24］。

### ★脾肾阳虚，虚阳浮越（脾 肾 阳虚 阳浮）

第225条：脉浮而迟，表热里寒，下利清谷者，四逆汤主之。

注：脉浮，为虚阳外浮之浮脉；表热，为虚阳外浮之发热；下利清谷者，为阳虚里寒。

何某，男，41岁，农民。时值盛夏，患者恣食生冷瓜果，出现腹胀痛，泻白黏液如胶冻，里急后重，日夜达二十多次，恶寒发热，全身不适，西医诊为痢疾，用抗生素等治疗9天，病情未减，反增精神疲惫，肢冷腰酸，步履艰难，头昏纳差，转请治。现症见：形体瘦削枯槁，目光无神，双眼陷，面色㿠白，舌质淡，苔少，脉沉细。证属脾肾阳虚，治拟温补脾肾，收涩固脱。处方：党参、制附片（先煎）各30g，炮姜6g，甘草3g，炒白术20g，黄芪15g，厚朴、砂仁、薤白、当归、乌梅各9g。服2剂，热退寒除，泻次减，里急后重轻，纳增。按方继服4剂，诸症大减，精神与饮食转佳。再按方进2剂量，痢止。惟感体倦乏力，令服健脾丸，调理而愈［赵达安.四逆汤治疗虚寒证举隅.中国健康月刊，2011，30（11）：77］。

第314条：少阴病，下利，白通汤主之（本条属**脾肾阳虚，虚阳浮越之重证**）。

注：本证亦有脉微细，恶寒，四肢厥冷，面赤戴阳。注：白通汤即四逆汤去甘草加葱白，是恐甘草缓姜附之性，反掣急救回阳之肘，所以去而不用；加葱白取其急通上下阳气。

第315条（上）：少阴病，下利，脉微者，与白通汤（本条属**脾肾阳虚，虚阳浮越之重证**）。

【验案】（白通汤）

林某，男，60岁。因食凉冷之物而病腹泻，每日四五次，腹中幽幽冷痛，手足厥冷，脉沉伏欲绝，先投四逆汤，服药后腹痛似乎有所减轻。但腹泻仍未能止，脉象如故。复思《伤寒论》有"少阴病，下利，白通汤主之"之说，想来正为此证而设。处方：附子15g，干姜15g，葱白5茎。服药1剂，即脉起而手温，再服1剂，腹泻止而安（刘渡舟.经方临证指南.天津：天津科学技术出版社，1993：107）。

第315条（下）：……利不止，厥逆无脉，干呕，烦者，白通加猪胆汁汤主之。服汤，脉暴出者死；微续者生（本条属**脾肾阳虚，虚阳浮越之危证**）。

注：已服白通汤而下利仍不止，足见阴盛阳虚的严重，所以服通阳之剂不能奏效，相反格拒增甚，厥逆无脉，干呕而烦，正是汤药被阴邪所格拒之故，并非药不对证，所以主以白通汤，更加入咸寒苦降之猪胆汁、人尿，取其反佐作用，使热药不致被阴寒所格拒，以冀达到回阳救逆的目的。此即《内经》"热因寒用""甚者从之"之意。

患者，男，56 岁。因"喘憋、浮肿反复发作 4 年，加重 3 天"于 2003 年 11 月 4 日以"冠心病、陈旧性心肌梗死、心衰"收入院，患者于 5 年前因突发心前区持续性疼痛，被家人送至白求恩医科大学心血管内科，诊为急性前壁心肌梗死，予单硝酸异山梨醇酯、碟脉灵静滴，逐渐好转。4 年前因活动出现喘憋、心悸及下肢浮肿，曾多次在该院系统治疗，诊为陈旧性心肌梗死、慢性心功能不全，予强心、利尿、扩血管治疗，病情未见明显好转，患者出院期间间断应用地高辛、双氢克尿噻、鲁南欣康以维持治疗。近日因气候变冷，患者自觉喘憋加重，气短，夜间难以平卧，为求中医药系统治疗而来我院就诊。现症见：喘憋，浮肿，畏寒肢冷，心悸，腹胀，纳差，眠差。查体：双侧颈静脉充盈，肺部听诊右下肺呼吸音减弱，心脏叩诊心界向左扩大，触诊心尖搏动位于第 5 肋间左锁骨中线外 1.5cm，听诊心音低钝，心率 82 次 / 分。肝脏位于右肋下大约 2cm，触痛（＋）。双下肢轻度凹陷性水肿。理化检查：心电图示：Ⅱ、Ⅲ、aVF、V3 有病理性 Q 波。血糖 6.2mmol/L；血脂：APOA0.47g/L，APOB1.19g/L。B 超示：右侧胸腔脊柱旁线至腋后线第 7 肋间以下可见液性暗区，最大前后径 8.5cm。胸透右侧肋膈角消失。故结合患者病史、症状、体征及理化检查，中医诊断：胸痹、心衰（气滞血瘀水结），西医诊断：冠心病、陈旧性心肌梗死、心衰Ⅱ度、右侧胸腔积液。

入院当天将多巴胺 20mg、多巴酚丁胺 40mg、酚妥拉明 10mg、速尿 40mg 兑入 5% 葡萄糖溶液 250mL（心衰 II 号），每日 1 次静滴，患者喘憋症状略有缓解，余症同前，日尿量为 800mL。故次日将心衰 II 号中速尿改为 60mg 静滴。11 月 6 日患者诉喘促，畏寒，肢冷，偶感心悸，腹胀，浮肿以右侧为重，倦怠，眠差，舌暗红，苔水滑，脉沉微细。日尿量约 700mL 左右，测血压 125/80mmHg。黄永生教授查房后认为该患者曾多次入院治疗，反复应用洋地黄类药物、利尿剂及血管扩张剂治疗，并且在消除心衰并发症及诱因后，患者的心衰症状及临床状态未得到明显改善，故可诊断为顽固性心衰。在治疗上由于患者尿量较少，故将心衰 II 号中速尿改为 80mg 静滴至 11 日，并根据患者的症舌脉表现，辨证为心肾阳虚夹气滞血瘀水结，治以温阳化瘀，行气利水。方以白通加猪胆汁汤为主进行加减。处方：制附子 15g（先煎），干姜 15g，葱白 3 只（去根须及叶），猪胆汁 20mL，童子尿 30mL（中段），枳壳 10g，青皮 10g，厚朴 10g，丹参 20g，当归 15g。

11 月 14 日查房：患者病情稳定，可平卧，无心悸、气短等症状，但劳累后仍可出现上述症状。尿量每日 1500mL。药方同前。11 月 16 日患者因起居不慎，兼之气候变冷，诉运动后喘促、心悸，故再次静滴心衰 II 号，用量不变，速尿仍为 80mg。静滴至 11 月 20 日患者心衰症状得以纠正，无心悸、气短、喘促等症状，运动后偶感心悸、气短，浮肿已完全消失，运动耐力进一步增强。11 月 24 日查房：患者无心悸、气促、胸闷，运动能力进一步增强，步行百米无明显不适症状。11 月 28 日查房：患者诉只在上楼或重体力劳动时才出现心悸、气短等症状。故从 11 月 28 日～12 月 1 日再次静滴心衰 II 号，不加速尿，用量同前，以巩固治疗。12 月 1 日查房：患者面色红润，上三楼后无明显不适症状，尿量每日 2000mL。于12 月 4 日出院。随访 1 年患者未出现明显临床症状，体能如常［刘静秋，周明学 . 加味白通加猪胆汁汤合心衰 II 号治疗顽固性心力衰竭的病例分析，中国社区医师，2004，（24）：54］。

### ✿脾肾阳虚兼表（脾 肾 阳虚 表）

第 364 条：下利清谷，不可攻表，汗出必胀满。

注：完谷不化的腹泻，即使兼有表邪也不宜用发表药。假使误用发汗，汗出后必引起腹中胀满。因汗出里阳外达，里阳虚甚，阳虚气滞，寒邪更甚。

### ✿脾肾阳虚兼饮停胸膈（脾 肾 阳虚 饮 胸膈）

第 324 条：……若膈上有寒饮，干呕者，不可吐也，当温之，宜四逆汤。

注：因寒邪虽在膈上，其源实由于脾肾阳虚不能化气布津而津液停聚所致，治当用四逆汤温运脾肾之阳而化寒饮，阳复则饮去，饮去则病除。

### ✿脾胃气虚，湿热郁蒸（脾 胃 气虚 湿 热）

第 206 条：……必发热，色黄者，小便不利也。

注：此为脾胃为下药所伤，若不先解外，迳用攻下，必损伤脾胃之气。脾虚不能输布津液，会使小便不利，内湿停留，若再与下后内陷之热相合，就必湿郁热蒸，出现发热色黄的变证。如果下后小便仍利，即使表热内陷，也只能出现其他变证，是不能发黄的。

### ⭐ 脾胃虚寒，蛔虫吐逆（脾　胃　阳虚　蛔虫）

第 89 条：病人有寒，复发汗，胃中冷，必吐蛔。

注：病人有寒，是指病人中焦脾胃虚寒。

### ⭐ 脾胃阳气虚，饮停胃脘（脾　胃　阳虚　气虚　饮　胃）

第 160 条：伤寒吐下后，发汗，虚烦，脉甚微，八九日心下痞鞕，胁下痛，气上冲咽喉，眩冒，经脉动惕者，久而成痿。

注：本证经过吐下发汗，几经折腾，脾胃阳气大虚，故脉微。胃气大伤，则胃中空虚，按之濡，欲吐不吐，搅扰恶心。脾气大伤则运化不力，脾不散精，迁延八九日，水聚为饮，饮停胃脘，故致心下由按之濡而渐至痞硬。饮停胃脘，横肆泛逆，则胁下痛；上虐顶撞，则气冲咽喉；蒙蔽清窍，则眩冒（参142 条）。脾不散精，筋脉失养，阴不得濡，阳不得温，故筋肉抽搐动惕；若筋肉严重失养，久则筋弛肉痿，肢体支撑无能而逐渐痿废。

### ⭐ 脾胃阳虚（脾　胃　阳虚）

第 76 条：发汗后，水药不得入口，为逆。若更发汗，必吐下不止。

注：胃阳虚则吐逆益甚；脾阳受困，则水谷不别，而下利

不止。心阳虚则叉手自冒心；肾阳虚则脐下悸。

第 195 条：阳明病，脉迟，食难用饱。饱则微烦头眩，必小便难，此欲作谷瘅，虽下之，腹满如故。所以然者，脉迟故也。

注：谷瘅，即由于食物不得消化，郁阻于中焦，因而皮肤发黄。

### ☆ 脾虚寒湿兼风寒袭表（脾 阳虚 湿 风 寒 表）

第 98 条：得病六七日，脉迟浮弱，恶风寒，手足温，医二三下之，不能食而胁下满痛，面目及身黄，颈项强，小便难者，与柴胡汤，后必下重。本渴饮水而呕者，柴胡汤不中与也，食谷者哕。

注 1：得病六七日，脉迟浮弱，恶风寒，手足温，属脾阳素虚，感受风寒，表里兼病所致，法当温中解表。若误以手足温为阳明病而屡用攻下，以致中阳更虚，受纳无权，运化乏力。

注 2：后必下重，即大便时肛门有重坠感。哕即呃逆。

注 3：柴胡汤不中与也，即指小柴胡汤偏于苦寒，误用败胃。

### ☆ 脾虚下陷，胃热气逆（脾 阳虚 气虚 气陷 胃 热 气逆）

第 359 条：伤寒本自寒下，医复吐下之，寒格，更逆吐下；若食入口即吐，干姜黄芩黄连人参汤主之。

注：伤寒本自寒下，即素有脾胃虚寒之下利证；食入口即吐，表明此证胃热气逆尤甚。

**【验案】（干姜黄芩黄连人参汤）**

王某，男，29 岁。夏月炎热时贪食寒凉之物，以致吐泻交作，但以呕吐为主，伴见心烦、口苦等。舌苔黄而润，脉滑数。处方：黄连 6g，黄芩 6g，人参 6g，干姜 3g。另捣生姜汁 1 盅，兑入药汤中服。只服 1 剂则吐止而安（刘渡舟.经方临证指南.天津：天津科学技术出版社，1993：130）。

### ★ 脾阳气虚兼风寒袭表（脾 阳虚 气虚 风 寒 表）

第 163 条：太阳病，外证未除而数下之，遂协热而利，利下不止，心下痞鞕，表里不解者，桂枝人参汤主之。

注：协热而利，为外有发热，里有下利；表里不解，其在里者属太阴虚寒，其在表者属太阳表证，治之宜表里同治，温中解表。

**【验案】（桂枝人参汤）**

陈某，女，19 岁。外感风寒已四五天，头身尽痛，发热恶寒，大便作泻，每日四五次，腹中绵绵作痛。曾服藿香正气散无效。脉浮弦而缓，舌苔薄白而润。此太阳病，外证未除，协热而利，表里不解，当用桂枝人参汤主之。处方：党参 10g，干姜 10g，白术 10g，炙甘草 6g，桂枝 12g。先煮理中汤，后下桂枝，昼夜分温三服，两剂而愈（刘渡舟.经方临证指南.天津：天津科学技术出版社，1993：104）。

## ★ 脾阳气血虚兼半表半里（脾 阳虚 气虚 血虚 半表半里）

第100条：伤寒，阳脉涩阴脉弦，法当腹中急痛，先与小建中汤；不差者，小柴胡汤主之。

注：阳，浮取；涩，气血虚；阴，沉取；弦，阴寒盛（代少阳柴胡证）。不差者，如服小建中汤后，里气复，腹痛虽止，但少阳之病症仍在，再与小柴胡汤以散少阳未尽之邪，是从内至外的治法。

## ★ 脾阳气血虚兼风寒表疏（脾 阳虚 气虚 血虚 风>寒 表）

第102条：伤寒二三日，心中悸而烦者，小建中汤主之。

注：阳气虚则心悸；阴血弱则心烦。

185

【验案】（小建中汤）

王某，男，40岁，2005年1月17日初诊。患者腹痛喜按，怕食生冷，大便溏泻，口干咽燥，手足烦热，心悸失眠，四肢酸楚，舌红少苔，脉沉细。在当地治疗不效，遂求治于余。时症见如前，查体无明显阳性体征。实验室检查无异常，排除器质性疾病。中医诊为虚劳，辨为阴（血）阳（气）两虚，给予小建中汤治疗。处方：桂枝10g，芍药18g，生姜10g，大枣5枚，炙甘草10g，饴糖30g。每日1剂，水煎分2次服。服药15剂，诸症皆消，随访半年未见复发［呼敏凤.经方临证应用举隅.河南中医，2007，（12）：14］。

下篇 《伤寒论》三阳三阴病证的实质证型研究

## ⭐ 脾阴虚，津亏肠燥（脾 阴虚 津亏 肠 燥）

第 244 条：……如其不下者，病人不恶寒而渴者，此转属阳明也。小便数者，大便必鞕，不更衣十日，无所苦也……

注：此为脾约。

第 245 条：脉阳微而汗出少者，为自和也；汗出多者，为太过；阳脉实，因发其汗，出多者，亦为太过。太过者，为阳绝于里，亡津液，大便因鞕也。

注：阳绝于里，为阴液耗损，阳气盛极于里。

第 246 条：脉浮而芤，浮为阳，芤为阴；浮芤相搏，胃气生热，其阳则绝。

注：本条言阴虚阳亢的脉象。脉现浮芤，浮为阳热有余，芤为阴血不足，二者并见，说明是阴虚阳亢的病状，阳亢则阴液易消，阴虚而肠失濡润，所以成为脾约。所谓"其阳则绝"，并不是说阳气的败绝，亦即津液不足，里热亢盛的意思。此种病变最多见于素体阴虚和大出血以后的患者，治疗应以养液润燥为主，不可妄用承气汤攻下。

第 247 条：趺阳脉浮而涩，浮则胃气强，涩则小便数；浮涩相搏，大便则鞕，其脾为约，麻子仁丸主之。

注 1：据仲景脉法，趺阳脉可候脾胃之气的盛衰，其脉动在足背足阳明胃经的冲阳穴处。脾约之"约"有两个意思，一是穷乏，指津液亏乏，脾无津液输布而穷约。二是约束，脾之弱阴被胃之强阳所约束，津液不能还于胃肠中。脾约之证，其临床特点是大便干结，甚则干如羊屎，但不更衣十日无所苦，不见潮热、谵语、腹满痛等症，故易与承气汤证相区别，以麻子仁丸润下通便。

注2：脾约机制为脾胃阳强气盛，其阴反弱，下输太过，则溲数而津伤，终致液耗肠涩，脾气约而不降，形成大便难。

**【验案】（麻子仁丸）**

刘某，男，28岁。患者大便燥结，五六日排解一次，每次大便时，往往因努责用力而汗出湿衣，但腹中无所苦。口唇发干，用舌津舔之则起厚皮如痂，撕之则唇破血出。脉沉滑，舌苔黄。此是胃强脾弱的脾约证。疏以麻子仁丸一料，服尽而愈（刘渡舟.经方临证指南.天津：天津科学技术出版社，1993：78）。

### ⭐ 脾胃中虚湿热（脾 胃 气虚 湿 热）

第149条：……但满而不痛者，此为痞，柴胡不中与之，宜半夏泻心汤。

注1：因误下后，脾胃损伤而生寒，外邪内陷而生热，致使寒热错杂于脾胃，应有呕吐（干呕不安）、肠鸣、下利、烦闷。

注2：半夏泻心汤用于胃脘胀满疼痛，以胀满为主，呕吐，下利，肠鸣，肢困，舌淡红，苔薄黄，脉濡数或滑或弦数。

注3 ：满即心下痞满。

【验案】（半夏泻心汤）

张某，男，36岁。平素嗜好饮酒，常饮又多饮，日久之后，酒湿内伤，脾胃失运，中气不和，痰从中生，影响中焦气机升降失调，而成心下痞满之证。伴见恶心呕吐，大便稀溏，每日三四次。虽经多方治疗却难以收功。舌质红，苔白，脉弦滑。此属痰气交阻而成痞，治宜半夏泻心汤。处方：半夏12g，干姜6g，黄连6g，黄芩6g，党参9g，大枣7枚，炙甘草9g。服1剂，大便泻出白色黏液甚多，呕恶大减。再1剂，痞、利俱减。4剂尽而病愈（刘渡舟.经方临证指南.天津：天津科学技术出版社，1993：59）。

（2）心兼

★ **心阴阳两虚，心神浮越（心 神 阴虚 阳虚）**

第88条：汗家，重发汗，必恍惚心乱，小便已阴疼，与禹余粮丸。

注：小便已阴疼，为小便后尿道作痛（阴虚），因汗家津虚，茎中失养。禹余粮丸甘淡性寒，有敛阴止汗，重镇固涩的功效。

★ **津伤燥盛，燥热扰心神（津亏 燥 热 心 神）**

第250条：太阳病，若吐、若下、若发汗后，微烦，小便数，大便因鞕者，与小承气汤，和之愈。

注：本证津伤燥盛，燥热扰心，故症见微烦，仲景选用小承气汤，意在通便和胃。本证虽亦有里热，但更突出肠道

结滞、大便硬的特点。证非大热大实并重，不宜大承气汤之峻下。

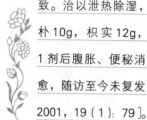

【验案】（小承气汤）李某，女，28岁，2000年8月15日初诊。患者1个月前因冒雨后出现低热乏力，食少腹胀，便秘。某中医以"感冒"给予新加香薷饮治疗不效，继而在某院做血常规、肝功能、X线摄片检查均正常，以低热待诊，给予对症等治疗，病情缠绵反复。现除上症外，伴烦渴，小便黄臭，舌质红，苔黄厚腻，脉弦滑，体温37.8℃。证属湿热蕴结，内扰心神，困阻脾气所致。治以泄热除湿，方用小承气汤加味：大黄15g，厚朴10g，枳实12g，茵陈30g，黄芪20g，滑石20g。1剂后腹胀、便秘消失，低热去。继以此方出入4剂而愈，随访至今未复发 [黄丰秀.小承气汤新用.四川中医，2001，19（1）：79]。

## ★ 心阳外亡，心神浮越（心 神 亡阳）

第112条：伤寒脉浮，医以火迫劫之，亡阳，必惊狂，卧起不安者，桂枝去芍药加蜀漆牡蛎龙骨救逆汤主之。

注：该方复心阳，并镇浮越之心神。

第211条：发汗多，若重发汗者，亡其阳，谵语，脉短者死；脉自和者不死。

注1：汗为心液，汗出心阳随同外泄，所谓阴在内阳之守

也，汗出液伤，阴不敛阳。

注2：亡其阳，谵语，为心神浮越。

**【验案】（桂枝去芍药加蜀漆牡蛎龙骨救逆汤）**

董某，男，28岁。因精神受到刺激而犯病。心中烦躁不安，或胆怯惊怕，或悲伤欲哭，睡眠不佳，伴有幻听、幻视、幻觉，胸中烦闷难忍。舌苔白厚而腻，脉弦滑。辨证为肝气郁滞，痰浊内阻而上扰心宫。处方：桂枝6g，生姜9g，蜀漆4g（以常山代替），龙骨12g，牡蛎12g，黄连9g，竹茹10g，郁金9g，菖蒲9g，胆星10g，大黄9g。服药2剂，大便作泻，心胸顿觉舒畅。上方减去大黄，又服3剂后，突然呕吐痰涎盈碗，从此病证大为减轻。最后用涤痰汤与温胆汤交叉治疗而获痊愈（刘渡舟.经方临证指南.天津：天津科学技术出版社，1993：9）。

⭐ **心神阳虚（心 神 阳虚）**

第118条：火逆下之，因烧针烦躁者，桂枝甘草龙骨牡蛎汤主之。

注1：该方复阳安神。

注2：该方主症为心悸心烦，胸闷，汗出，乏力，或失眠，或精神萎靡，舌淡苔白，脉弱或虚或迟。

【验案】（桂枝甘草龙骨牡蛎汤）

宋某，男，35 岁。患者的职业是教师，常常伏案工作至深夜，耗气伤神。忽一日突发心悸，严重时心神难定，坐立不安。舌质淡苔白，脉缓而弦，按之无力。此因过用心神，心气虚而神气不敛所致。处方：桂枝 9g，炙甘草 9g，龙骨 12g，牡蛎 12g，3 剂。嘱其夜晚减少工作以养心神，果然药尽而安（刘渡舟 . 经方临证指南 . 天津：天津科学技术出版社，1993：29）。

### ☆ 火扰心神，火灼津亏（火 心 神 津亏）

第 284 条：……谵语者，被火气劫故也。小便必难，以强责少阴汗也。

注：此属误治。误以火法劫汗，不仅不能温阳祛寒，反而引致火邪内迫，劫持津液。火扰心神则谵语，火灼津液则小便短少、涩痛，故仲景自注文曰："以强责少阴汗也。"此属误治。

### ☆ 热扰心神（热 心 神）

第 119 条：太阳伤寒者，加温针必惊也。

第 221 条：……若发汗则躁，心愦愦反谵语。若加温针，必怵惕烦躁不得眠……

### ☆ 心阳虚，少腹寒逆（心 阳虚 少腹 寒 气逆）

第 117 条：烧针令其汗，针处被寒，核起而赤者，必发奔豚。气从少腹上冲心者，灸其核上各一壮，与桂枝加桂汤，更加桂二两也。

注：本条主症为气自少腹上冲心，同时伴胸闷气促、心悸不安、恐怖欲死；病重时甚至见冷汗或眩晕、跌扑等。灸其核上各一壮，与桂枝加桂汤，即外用灸法开散寒结，内服扶助心阳，平冲降逆。

## 【验案】（桂枝加桂汤）

韩某，女，65岁，2002年8月10日初诊。患者自诉时而自觉气由小腹冲自咽喉3年，加重2个月。患者10年前出现胸闷、胸痛，无明显诱因，每次约持续半小时。心电图示心肌缺血，超声心动图示轻度二尖瓣关闭不全、动脉瓣关闭不全。服用消心痛、倍他乐克、麝香保心丸等药物，症状未明显好转。近3年来出现一股气自小腹冲至咽喉，又觉小腹作胀，欲矢气乃快，胸闷、心慌。近2个月发作较频，每星期都有发作。8月初在中山医院心内科诊断为风心病。目下症状如前，伴见时有恐惧感，夜分少寐，饮食、二便尚调。舌质偏淡，苔白厚腻，脉濡。中医辨证当为奔豚，治拟平冲降逆，佐以宁神、化湿，方取桂枝加桂汤合甘麦大枣汤、二陈汤。处方：桂枝15g，白芍9g，生姜3片，大枣10枚，炙甘草9g，淮小麦30g，制半夏30g，茯苓30g，茯神30g，陈皮6g，旋覆花9g(包)，代赭石30g（先煎），五味子9g，石菖蒲30g。14剂。

8月24日二诊：药后奔豚未作，夜寐颇安，但有时觉胸闷、气憋。苔腻见化，脉濡。处方：守方去五味子，加枳壳9g，桔梗12g，杏仁9g，薤白9g。14剂。

9月14日三诊：奔豚未作，胸闷、气憋亦除，寐安，恐惧感消失。因故停药 1 周。舌苔见化，脉细。处方：初诊方去五味子、旋覆花、代赭石，加枳壳 9g，杏仁 9g，桔梗 9g，薤白 9g，瓜蒌皮 9g，苍术 9g，白术 9g，14 剂。

以后停药，随访到 2003 年 1 月 26 日奔豚未作，但有时有心慌发作［邢斌.经方治验 4 则.上海中医药杂志，2004：38（2）：22］。

### ★ 心阳虚兼胃气衰败（心 阳虚 胃 气虚）

第 153 条：……复加烧针，因胸烦，面色青黄，肤瞤者，难治……

注：烧针虽能温阳亦能祛寒，但易引发气血逆乱，火热易伤心阳，心阳虚则心悸胸烦；"面色青黄"谓面无血色而枯槁，此与手足冷并见，属营血已衰，胃气已败；肌肤瞤动，属阳微阴竭，失其所充，失其所养。故仲景云"难治"。

### ★ 心阳虚，肾水气逆（心 阳虚 肾 水 气逆）

第 65 条：发汗后，其人脐下悸者，欲作奔豚，茯苓桂枝甘草大枣汤主之。

注 1：本条与 64 条都是汗后变证，一为心阳伤，一为心阳虚而水邪上逆。主要区别：前证是心下悸，本证是脐下悸，心下悸则叉手冒心，脐下悸则欲作奔豚。桂枝甘草汤补益心阳为主；茯苓桂枝甘草大枣汤补心阳，温化肾气，培土制水，平降冲逆为主。

注 2：因心阳虚甚，故心下悸在所必然，实际是悸在心下而连动及脐下。

【验案】（茯苓桂枝甘草大枣汤）

李某，男，43 岁。脐下悸动，欲作奔豚，伴小腹及胃脘胀闷不舒，心悸。寸脉软，关尺之脉俱弦。此为心脾阳虚，水寒之气将欲上冲之证。处方：茯苓 30g，桂枝 12g，大枣 15 枚，炙甘草 6g，肉桂 3g。3 剂后冲逆之势平复，转用真武汤加桂枝 3 剂而愈（刘渡舟 . 经方临证指南 . 天津：天津科学技术出版社，1993：30）。

### ★ 心肾亡阳（心 肾 亡阳）

第 295 条：少阴病，恶寒，踡身而利，手足逆冷者，不治。

第 298 条：少阴病，四逆，恶寒而身踡，脉不至，不烦而躁者，死。

注：不烦而躁者，为心里不烦而形体躁扰不宁者。烦，属阳；躁，属阴，单烦不躁者为生机，单躁不烦者为死候。

### ★ 心肾阳浮（心 肾 阳浮）

第 283 条：病人脉阴阳俱紧，反汗出者，亡阳也。此属少阴，法当咽痛而复吐利。

注：亡阳也，为虚阳外亡；法当咽痛，为少阴之脉循喉咙上夹咽，虚阳循经上扰。

### ★ 心肾阳浮动血（心 肾 阳浮 动血）

第 294 条：少阴病，但厥，无汗，而强发之，必动其血。未知从何道出，或从口鼻，或从目出者，是名下厥上竭，为难治。

注：张景岳六味回阳饮滋阴回阳，可参考。

### ⭐ 心肾阳虚（心 肾 阳虚）

第75条：未持脉时，病人手叉自冒心。师因教试令咳而不咳者，此必两耳聋无闻也。所以然者，以重发汗，虚故如此。

注：此为虚证心悸的主要特征。肾开窍于耳，心寄窍于耳。

第281条：少阴之为病，脉微细，但欲寐也。

第282条：少阴病，欲吐不吐，心烦但欲寐，五六日自利而渴者，属少阴也。虚故引水自救；若小便色白者，少阴病形悉具；小便白者，以下焦虚有寒，不能制水，故令色白也。

注：少阴病，欲吐不吐，为肾阳虚衰，浊阴上逆欲吐，复因胃腑空虚，故又无物；五六日自利而渴者，为肾阳不温脾土，阳虚不能蒸化津液，津不布达。

第296条：少阴病，吐、利、躁烦、四逆者，死（本条属**心肾阳虚之重证**）。

注：躁烦，为神志模糊而躁动不安。

第323条：少阴病，脉沉者，急温之，宜四逆汤。

### ⭐ 心肾阳虚，阴血不足（心 肾 阳虚 阴虚 血虚）

第286条：少阴病，脉微，不可发汗，亡阳故也。阳已虚，尺脉弱涩者，复不可下之。

注1：尺主肾又主里；弱涩为阴血不足。尺脉弱涩为阴血亦亏，虽不大便或大便不爽，亦为阴虚血少所致。

注2：脉微为阳虚，即使发热也是真寒假热。

### ✿ 心肾阳虚寒湿（心 肾 阳虚 寒 湿）

第304条：少阴病，得之一二日，口中和，其背恶寒者，当灸之，附子汤主之。

注：口中和，是里无邪热；其背恶寒者，为少阴阳虚，失于温煦。当并见无热恶寒，口中和，脉沉。

第305条：少阴病，身体痛，手足寒，骨节痛，脉沉者，附子汤主之。

**【验案】（附子汤）**

薛某，女，55岁，2010年3月3日初诊。患者1996年确诊为乙肝，曾间断服用博路定、代丁等药物，但控制效果不理想。2010年1月20日化验示，HBV-DNA9.24×10⁶/mL；最近腹胀明显，精神差，疲乏感严重，恶寒甚，手足厥冷，纳呆，口苦不欲饮水，牙龈时有出血，舌质红苔少，脉沉弦细。B超示：肝脏慢性弥漫性损害，胆囊壁较厚，脾大，腹水少量，白细胞计数$2.12 \times 10^9$/L，血小板计数$38 \times 10^9$/L；血浆凝血酶原活动度49.5%。辨证为肝肾阳虚，处方：制附子6g（先煎），白术12g，茯苓15g，生白芍18g，党参9g，远志6g，生姜5片，水煎服。10剂，两天1剂。嘱另包三七粉每日3g冲服。2010年3月24日复诊，自诉服上方后精神、饮食明显好转，腹部已不胀，牙龈出血大大减轻，但背仍恶寒，余无不适，舌暗红苔少，脉沉。效不更方，仍以上方10剂继服。三诊时患者恶寒症状已消失，手足转温，后以理中汤、胃苓汤加减20剂，患者病情稳定停药［李孝波，门九章，邓晓鹏．门九章教授活用附子汤验案3例．光明中医，2011，26（7）：1324］。

### ⭐ 心肾阴虚（心 肾 阴虚）

第285条：少阴病，脉细沉数，病为在里，不可发汗。

注：细，阴虚；沉，里；数，有热。

### ⭐ 心肾阴阳两亡（心 肾 亡阴 亡阳）

第297条：少阴病，下利止而头眩，时时自冒者，死。

注：下利止，为阴精竭绝，无物可下；头眩，时时自冒者，为虚阳无依而脱于上。

## （3）肾兼

### ⭐ 肾胃阳衰，虚阳浮越（肾 胃 阳虚 阳浮）

第377条：呕而脉弱，小便复利，身有微热，见厥者，难治，四逆汤主之。

注1：呕而脉弱，为胃阳衰；小便复利，为肾阳衰；身有微热，见厥者，为阴盛于内，阳气浮越。

注2：复，即反而之意。

### ⭐ 肾阳虚兼风寒束表（肾 阳虚 风＜寒 表）

第302条：少阴病，得之二三日，麻黄附子甘草汤微发汗，以二三日无证，故微发汗也（本条属**肾阳虚兼风寒束表之轻证**）。

注：无证，是指无里证，即无吐利等症。应有发热，无汗，脉沉，小便清而量多，腰膝酸软等症。

**【验案】（麻黄附子甘草汤）**

丁某，女，50岁，农民，1995年10月18日初诊。患者3个月前发现右膝关节疼痛，并未介意，近来渐至同侧胯下及整个右下肢到足背、足趾外侧皆痛楚难忍，伴麻木、屈伸不利、拖腿跛行，患腿畏冷，手足欠温、呈苍白色，体温下降，舌苔淡白多津，脉迟。实验室检查：血沉正常，抗"O"正常。此属肾阳不足，寒邪外侵，卫外功能低下，风寒袭于脉络，导致气血不畅，疼痛乃作。发汗祛邪则阳气愈虚，温肾壮阳则邪不外解，非助阳解表之剂，难建回阳祛邪之功。处方：麻黄9g，炮附子20g，桂枝15g，桃仁15g，甘草10g。服药3剂，疼痛减轻，温度上升，身微汗出，夜能入睡。继服上方加川乌、草乌各9g，当归15g。此方服16剂，疼痛消失，温度升高，面色及手足变红润，手脚不凉，活动方便，临床治愈。3年后随访，未再复发［刘爱真．麻黄附子甘草汤临床运用体会．河南中医，2000，20（6）：10］。

第301条：少阴病始得之，反发热，脉沉者，麻黄细辛附子汤主之（本条属**肾阳虚兼风寒束表之重证**）。

注：主表里兼证，主少阴偏于肾阳虚弱有寒者。

【验案】（麻黄附子细辛汤）

张某，女，62岁，教师，2004年12月11日初诊。时值寒冬，患者偶感风寒，始则发热、恶寒，项背强痛，腰脊酸楚，鼻塞流涕。服解热镇痛之西药后全身症状渐消，但鼻流清涕不止，质稀似水，头痛。望其面色晦暗，神形倦怠；问其手足发凉，十指尤冷；查其舌淡胖，苔薄白，脉沉，尺脉独浮。据脉症分析，当是风寒入于少阴，阳虚不能固摄所致。治以温阳固阴，兼散寒邪。处方：麻黄、细辛各6g，制附子10g，白芍15g，人参、炙甘草各5g，大枣5枚。3剂后自觉症状减轻。6剂后痊愈［吴艳萍，卢月英，倪红梅．麻黄细辛附子汤验案举隅．江苏中医药，2007，39（8）：48］。

### ★ 肾脾阳虚兼风寒袭表（肾 脾 阳虚 风 寒 表）

第372条：下利腹胀满，身体疼痛者，先温其里，乃攻其表。温里宜四逆汤，攻表宜桂枝汤。

注：下利腹胀满，为脾肾阳衰；身体疼痛，为表证。

### ★ 肾阴虚，膀胱湿热（肾 阴虚 膀胱 湿 热）

第319条：少阴病，下利六七日，咳而呕、渴，心烦，不得眠者，猪苓汤主之。

注1：小便当短而赤涩。

注2：此为膀胱湿热，尿窍不利，水气不能出下窍，犯肺犯胃，津不上承而扰心神，水湿偏渗大肠而下利。

【验案】（猪苓汤）

崔某，女，35岁。产后患下利，前医作脾虚论治，曾服不少补脾药而无效。症见下利而口渴，舌绛而苔薄黄，脉沉略滑。初以为厥阴下利，投白头翁汤不效。细询后，知有夜寐不佳，咳嗽而下肢浮肿与小便不利等症。处方：猪苓10g，茯苓15g，泽泻10g，滑石10g，阿胶10g。连服5剂后，小便畅利，腹泻随止，其他各症亦消（刘渡舟.经方临证指南.天津：天津科学技术出版社，1993：117）。

**★肾阴亏虚，心阳偏亢（肾 阴虚 心 阳亢）**

第303条：少阴病，得之二三日以上，心中烦，不得卧，黄连阿胶汤主之。

注：常伴见口燥咽干，舌红绛少苔，脉细数。

【验案】（黄连阿胶汤）

张某，男，25岁。心烦意乱，尤其以入夜为甚，难以睡眠。常觉居室狭小，憋闷不堪而欲奔赴室外。舌尖红赤起刺如草莓，脉数。此乃心火燔灼而肾水不能上承，以致心肾不能相交，火盛于上，水亏于下，形成水火失济，阴阳不和之证。处方：黄连10g，黄芩6g，阿胶10g，白芍12g，鸡子黄2枚，竹叶6g，龙骨12g，牡蛎12g。服1剂烦减，2剂寐安（刘渡舟.经方临证指南.天津：天津科学技术出版社，1993：110）。

## （4）肝兼

### ☆ 肝寒犯胃（肝经 寒 胃）

第378条：干呕吐涎沫，头痛者，吴茱萸汤主之。

注：此头痛为巅顶痛，痛连目系，遇寒加重。

【验案】（吴茱萸汤）

陈某，男，49岁。症见头痛以巅顶为甚，伴眩晕，口中多涎，寐差，面色黧黑。舌苔水滑，脉弦迟无力。此厥阴水寒循经上犯清阳所致。处方：吴茱萸15g，生姜15g，党参9g，大枣12枚。服药1剂，头痛止而寐仍不佳，改用归脾汤3剂而安（刘渡舟.经方临证指南.天津：天津科学技术出版社，1993：126）。

### ☆ 肝旺乘脾（肝 脾）

第108条：伤寒，腹满，谵语，寸口脉浮而紧，此肝乘脾也，名曰纵，刺期门。

注1：《辨脉法》脉浮而紧者名曰弦。

注2：腹满，为脾困气滞；谵语，为肝旺化火，火扰心神。此时没有恶寒症状，已无表证。

### ☆ 肝旺侮肺（肝 肺）

第109条：伤寒发热，啬啬恶寒，大渴欲饮水，其腹必满。自汗出，小便利，其病欲解，此肝乘肺也，名曰横，刺期门。

注：肺主皮毛，肺司治节（失其通调水道，故小便不利）。

肝强则土必弱，津液不能上输于肺，故渴欲饮水；水入反停贮不化，气机郁滞，所以腹满。总由肝脏气旺所致。

### ★肝胆湿热（肝 胆 湿 热）

第134条：……若不结胸，但头汗出，余处无汗，剂颈而还，小便不利，身必发黄。

第199条：阳明病，无汗，小便不利，心中懊恼者，身必发黄。

第231条：阳明中风，脉弦浮大而短气，腹都满，胁下及心痛，久按之气不通，鼻干，不得汗，嗜卧，一身及目悉黄，小便难，有潮热，时时哕，耳前后肿，刺之小差，外不解。病过十日，脉续浮者，与小柴胡汤。

202

【验案】（小柴胡汤）

王某，女，12岁，2003年9月12日初诊。诉右耳下漫肿胀痛1周余。患者1周前右侧腮部肿胀疼痛，伴恶寒发热，头痛，在外院诊断为流行性腮腺炎，给予口服药物并配合膏药外敷，经治疗后症状未见明显减轻，腮部仍胀痛，并妨碍饮食，遂前来就诊。现症见：右耳下漫肿胀痛，边界不清，皮色如常，大小约4cm×4cm，坚韧而有压痛，扪之不热，伴恶寒，烦躁，张口困难，妨碍进食，小便短赤，大便秘结，舌边尖红，苔薄黄，脉弦而数急。诊断为痄腮，证属外感温热毒邪，蕴结少阳，邪毒循经外发。治宜清热解毒，疏风散肿，予小柴胡汤加减：柴胡10g，黄芩12g，姜半夏9g，生石膏20g，牛蒡子

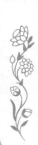

10g，薄荷 10g，僵蚕 10g，生大黄 6g，蒲公英 30g，生甘草 6g，4 剂。二诊，服上方后肿块减小，疼痛减轻，烦躁已除，能进少量流质饮食。守上方去薄荷、大黄再进 4 剂。后肿痛基本消退，惟觉口干欲饮，予沙参麦门冬汤 3 剂［张怀亮. 小柴胡汤临床运用举隅. 辽宁中医杂志，2007，34（6）：828］。

第 236 条：……但头汗出，身无汗，剂颈而还，小便不利，渴引水浆者，此为瘀热在里，身必发黄，茵陈蒿汤主之。

注：小便不利，为小便黄而不利。茵陈蒿汤即茵陈、大黄、栀子，大黄后下非取泻下，而欲助茵、栀使湿热之邪尽从小便出也。

第 260 条：伤寒七八日，身黄如橘子色，小便不利，腹微满者，茵陈蒿汤主之。

【验案】（茵陈蒿汤）

张某，男，38 岁。患急性黄疸性肝炎，发热，体温达 38.8℃，右胁疼痛，口苦，恶心，厌食油腻之物，一身面目尽黄，大便不爽，小便短黄。舌苔黄腻，脉弦滑数。处方：茵陈 30g，大黄 9g，栀子 9g，柴胡 12g，黄芩 9g，半夏 9g，生姜 9g。3 剂后，大便畅泻，小便通利，黄毒从二便而去，诸症悉退。3 日后，黄疸又作，此乃余邪未净，仍服上方而退（刘渡舟. 经方临证指南. 天津：天津科学技术出版社，1993：79）。

下篇 《伤寒论》三阳三阴病证的实质证型研究

第261条：伤寒身黄发热，栀子柏皮汤主之（本条属湿＜热）。

注1：当有无汗、小便不利、心烦懊憹等。

注2：发热当高热不退。

【验案】（栀子柏皮汤）

唐某，男，17岁。患亚急性肝坏死，住某传染病院治疗已3个多月，周身发黄如烟熏，两足发热，夜寐时必须将两足伸出被外，脘腹微胀，小便黄赤。舌质红绛，脉弦。此为湿热久蕴，伏于阴分，正气受损。处方：栀子9g，黄柏9g，炙甘草6g。服药6剂后，病情好转，但又显现阴液不足之象，至夜间口干咽燥，津液不滋，上方合大甘露饮法：栀子、黄柏、黄芩、茵陈各3g，枳壳、枇杷叶、丹皮、石斛、麦冬、赤芍各9g。上方连服12剂后，黄疸基本消退，因而改用和胃健脾，化湿解毒等法，调治达半年之久而愈（刘渡舟.经方临证指南.天津：天津科学技术出版社，1993：81）。

## 3.胸膈兼

### ★热郁胸膈兼脾胃阳虚（热 胸膈 脾 胃 阳虚）

第80条：伤寒，医以丸药大下之，身热不去，微烦者，栀子干姜汤主之。

注：伤寒，医以丸药大下之，致中阳受损，可出现下利、

腹满疼痛等；身热，为在里郁热向外透发。

【验案】（栀子干姜汤）

李某，男，42岁，2001年5月13日初诊。患者10日前因食不洁海鲜，发生严重恶心呕吐、腹痛泄泻。经西医应用输液疗法，口服黄连素、氟哌酸等治疗5天后，症状明显好转，但大便仍溏泻，且感胃中寒冷隐痛不止。近5天来常感心中烦热不安，胃中寒冷隐痛，大便溏泻，日3～4次。舌质淡红，苔白微腻，脉弦细。胸部X线摄片及心电图均属正常，大便常规示白细胞少许。辨证为上热中寒，治宜清上温中，方用栀子干姜汤：生栀子15g，淡干姜10g。日1剂，以水350mL，煎取150mL，去渣，分早、中、晚3次服完，每次饭前半小时温服50mL。上方连服3天，患者即感心中烦热去，胃中冷痛止，大便也成形［顾文忠.栀子干姜汤治验一则.实用中医药杂志，2002，18（6）：43］。

⭐ **热郁胸膈胃脘（热 胸膈 胃）**

第79条：伤寒下后，心烦，腹满，卧起不安者，栀子厚朴汤主之。

注：栀子厚朴汤即栀子、厚朴、枳实。栀子除心烦；厚朴苦温，消脾家之腹满；枳实苦寒，解胃中之热结。总体来说，厚朴、栀子泻腹满。

【验案】（栀子厚朴汤）

刘某，男，36岁。出现心中懊憹，卧起不安，胸中窒闷，脘腹胀满。舌尖红而苔腻，脉弦。辨为气火交郁心胸之证。处方：生山栀9g，枳实9，厚朴9g，淡豆豉9g。2剂而愈（刘渡舟.经方临证指南.天津：天津科学技术出版社，1993：50）。

⭐ **胸膈水热（重）兼肠热腑实（轻）（水 胸膈 热＞燥屎 胃＞肠）**

第137条：太阳病，重发汗而复下之，不大便五六日，舌上燥而渴，日晡所小有潮热，从心下至少腹鞕满而痛不可近者，大陷胸汤主之。

注1：本条主论太阳病过汗复下所致结胸而兼阳明腑实的证治。重发汗复又攻下之，津液耗伤，邪气化热内陷，与水饮相结于胸膈，影响及于全腹。此证既有津伤化燥，又有邪热内陷，复有水热互结，故成此结胸与阳明腑实相兼之证。

注2：津伤胃燥，实热内结，阳明腑气不通，故五六日不大便，舌上燥而渴，且潮热见于日晡之时；由于水热互结于胸膈，影响及于全腹，且兼阳明腑实，故"从心下至少腹鞕满而痛不可近"，此较"心下痛，按之石鞕"更进一层。其舌上燥而渴，不惟是津伤胃燥，而且有邪热与水饮互结于胸膈，致津液不能上承的因素在内。而其之所以已见"不大便五六日，舌上燥而渴"等阳明腑实已成之症，却只是"日晡所小有潮热"，亦系因水热互结，其热不易外越所致。本证结胸重而急，腑实

轻而缓。由于本证以大结胸证为主，故治当用大陷胸汤泄热逐水，兼攻其腑实。

### ★ 胸膈水热，热扰心神（水 热 胸膈 心 神）

第133条：结胸证悉具，烦躁者亦死。

注1：结胸证悉具，即心下或从心下至少腹硬满而痛不可近，短气或不大便，脉沉实。

注2：结胸，为邪热与痰水结于胸中或心下。

### ★ 痰饮食积壅塞胸胃（痰 饮 食积 胸膈 胃）

第355条：病人手足厥冷，脉乍紧者，邪结在胸中，心下满而烦，饥不能食者，病在胸中，当须吐之，宜瓜蒂散。

注：邪，即痰饮、食积在胸胃。

## 4. 其他

### ★ 湿热郁里兼风寒束表（湿 热 里 风<寒 表）

第262条：伤寒瘀热在里，身必黄，麻黄连轺赤小豆汤主之。

注1：此条当有无汗。瘀热在里，必发热无汗，无汗则热不得越，用麻黄，使黄从汗而泄。

注2：连轺，即连翘根。本方用于伤寒发热恶寒，无汗身黄，小便黄而不利，腹微满。

下篇 《伤寒论》三阳三阴病证的实质证型研究

**【验案】（麻黄连轺赤小豆汤）**

王某，女，8岁。有慢性肾炎病史。现症见颜面浮肿，色黄不泽，周身皮肤刺痒颇剧，搔之则泛起小疙瘩。曾经中西医多方治疗无效。舌质红，苔白滑，右脉滑左脉略浮。此证因于小便不利，湿邪内蓄，水毒不化而渗透于肌肤，郁遏阳气不得宣泄而致。处方：麻黄3g，连翘6g，赤小豆15g，杏仁6g，桑白皮6g，桔梗3g，苦参6g，生姜12g，大枣5枚，炙甘草3g。服药1剂，汗出而痒除。（刘渡舟.经方临证指南.天津：天津科学技术出版社，1993：80）

⭐ **寒盛于里，阳浮于表（寒 里 阳浮 表）**

第353条：大汗出，热不去，内拘急，四肢疼，又下利厥逆而恶寒者，四逆汤主之。

注：内拘急，即腹内拘急；下利厥逆，即腹泻、手足厥冷。

**【验案】（四逆汤）**

张某，男，3岁。"鼻塞，流涕，低热5天"来诊。患儿5天前不慎受凉，出现鼻塞流涕、发热症状，到私人门诊输液治疗，并口服退热药，但症状并未消除，遂到我处就诊。现症见：低热，体温37.8℃，流涕，神疲，手足凉，纳差，舌淡，苔白，脉虚数。考虑虚阳外越，方用四逆汤加肉桂治疗：黑顺片8g，干姜12g，炙甘草16g，肉桂10g（后下），3剂。每天1剂，水开后，文火煎30分钟，分4次温服。3剂后，电话回访，热已退，精神恢复。[罗声水.四逆汤儿科应用举隅.中国中医药现代远程教育，2011，9（24）：52]

# 四、上下兼

## ★ 上热下寒，蛔虫扰动（上 热 下 寒 蛔虫）

第 326 条：厥阴之为病，消渴，气上撞心，心中疼热，饥而不欲食，食则吐蛔，下之利不止。

## ★ 上热下寒，阳郁不伸（上 热 下 寒 阳郁）

第 357 条：伤寒六七日，大下后，寸脉沉而迟，手足厥逆，下部脉不至，喉咽不利，唾脓血，泄利不止者，为难治。麻黄升麻汤主之。

注：本条所论表证误下所致的邪气内陷，正虚阳郁，上热下寒证。表邪误下后，伤阴损阳，表邪内陷，阳气郁遏，故见症复杂。邪陷于里，阳郁不伸，则寸脉沉而迟；阳气内郁，不达四肢，则手足厥冷；热盛于上，灼伤津液，则咽喉不利；热盛于上，灼伤肺络，故唾脓血；阳气受损，寒盛于下，则下部脉不至；脾虚寒甚，清气下陷，则泄利不止。若单治寒则遗其热，单治热则碍其寒，补虚而助其实，泻实则碍其虚，故称"难治"。证属上热下寒，正虚邪实，但关键因素在于阳郁不伸，故治以麻黄升麻汤发越郁阳，清上温下，滋阴和阳。

**[验案]（麻黄升麻汤）**

张某，女，52岁，护士，2007年4月12日初诊。

患者已绝经1年，五六年前开始时出现口腔溃疡，近1年来加重，常常1个月内二十余天有口腔溃疡。经服用维生素及中药清热解毒、滋阴泻火等品，未见疗效。现口中有数个溃疡点，最大者有3mm×3mm，在左侧舌边的溃疡，其中心已是白色脓点，边缘红肿、疼痛。伴心烦，睡眠不佳，口渴，不欲饮；平素大便略溏薄，纳食量尚可，但不能进食寒凉之物，否则腹痛下利；小便清，怕冷，腰酸；舌体瘦、边尖红，舌苔有裂纹，脉沉细数。

辨证属上热下寒，阴阳俱不足，方用麻黄升麻汤原方去石膏加连翘、白芷。处方：麻黄6g，升麻10g，当归12g，知母12g，黄芩10g，玉竹15g，赤芍15g，天冬15g，肉桂末3g（冲），云苓12g，生甘草10g，炒白术12g，干姜10g，党参15g，连翘12g，白芷10g，6剂。另加漱口方：藿香12g，佩兰10g，茵陈30g，黄连10g，银花30g，连翘12g。忌食辛辣之物。服药6剂，口中只剩3个较大之溃疡，且疮面明显缩小，已不疼痛。续进原方6剂，溃疡愈。遂以原方去连翘、白芷、麻黄、升麻，嘱其平时常服，或隔3天，或隔5天，扶阳养阴以改善体质［林士毅.经方治验三则.江西中医药，2008，（11）：51］。

## ★ 上实下虚（上 实 下 虚）

第150条：太阳少阳并病，而反下之，成结胸；心下鞕，下利不止，水浆不下，其人心烦。

注：本证上实下虚，正虚邪实，正虚宜补，而邪实宜攻，攻之则恐伤正，补之则恐碍邪，故治疗甚为棘手。然据其水浆不下，下利不止，则知脾胃之气已趋于败绝，故当以扶正为急，宜先投补益脾胃之剂，然后再酌情入治。

## ★ 上阳热盛，下阳气虚（上 阳亢 热 下 阳虚 气虚）

第110条：……故其汗从腰以下不得汗，欲小便不得，反呕，欲失溲，足下恶风，大便鞕，小便当数，而反不数及不多；大便已，头卓然而痛，其人足心必热，谷气下流故也。

注：大便硬，为火劫伤津致；头卓然而痛，为阳气骤然下通的生理反应；其人足心必热，是因阳气得以下达，由原足下恶风转为足心发热。

# 病位难以确定的证型

## ★ 真热假寒（热）

第11条：……身大寒，反不欲近衣者，寒在皮肤，热在骨髓也。

注：假象也是本质的一个规定，也是本质的一个方面。

### ★ 寒遏阳郁（寒 阳郁）

第318条：少阴病，四逆，其人或咳，或悸，或小便不利，或腹中痛，或泄利下重者，四逆散主之。

注：因阳郁而致四逆，所以程度较轻，仅手足不温或指头微寒。

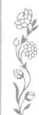

【验案】（四逆散）

刘某，女，33岁。患者脘腹胀满，连及两胁，以小腹为甚，并自觉腹中寒，大便初硬后溏，有时夹血，病程已1个多月。平素月经后期，量少色深。脉沉弦，舌苔薄白。先以四逆散合小柴胡汤治之，服药3剂后，小腹胀满明显减轻，但腹中内寒反而加剧，再审其舌，舌体胖而舌质淡，苔水滑，乃知非但阳气内郁，并且夹有水饮邪气。处方：柴胡10g，枳实10g，白芍10g，炙甘草10g，桂枝10g，茯苓15g，大枣8枚。服药6剂后，诸症全部消失，大便转常，腹中转温。以四逆散加茯苓、泽泻以调其后（刘渡舟.经方临证指南.天津：天津科学技术出版社，1993：121）。

### ★ 火毒内盛，阴津虚亏（火 毒 阴虚 津亏）

第111条：太阳病中风，以火劫发汗，邪风被火热，血气流溢，失其常度。两阳相熏灼，其身发黄。阳盛则欲衄，阴虚小便难。阴阳俱虚竭，身体则枯燥，但头汗出，剂颈而还，腹满，微喘，口干，咽烂，或不大便，久则谵语，甚者至哕，手足躁扰，捻衣摸床。小便利者，其人可治。

注：但头汗出，为津液亏虚，不能全身作汗，故仅头汗出，齐颈而还。

### ⭐ 气血两虚（气虚 血虚）

第85条：疮家，虽身疼痛，不可发汗，汗出则痓。

注：因汗，营血伤不能濡养筋脉，则导致筋脉强直，肢体拘挛的变证。

第87条：亡血家，不可发汗，发汗则寒栗而振（本条属**气血两虚之重证**）。

第214条：阳明病，谵语，发潮热，脉滑而疾者，小承气汤主之。因与承气汤一升……若不转气者，勿更与之。明日又不大便，脉反微涩者，里虚也，为难治，不可更与承气汤也。

注：微，气虚；涩，血少。后贤立的黄龙汤、增液承气汤等，可随证使用。

### ⭐ 阳虚（阳虚）

第70条：发汗后，恶寒者，虚故也……

第330条：诸四逆厥者，不可下之；虚家亦然。

第349条：伤寒脉促，手足厥逆，可灸之。

注：促，即促而无力；灸，可灸关元、气海，亦可灸药并用（四逆汤等）。

### ⭐ 阳虚气陷（阳虚 气陷）

第325条：少阴病，下利，脉微涩，呕而汗出，必数更衣，反少者，当温其上，灸之。脉经云，灸厥阴可五十壮。

注：少阴病，下利，为阳气虚而下陷；呕而汗出，为阴寒盛而上逆；上指百会穴，病在下，取之上的治法；灸厥阴，以升下陷之阳。

### ★ 虚阳浮越（阳浮）

第11条：病人身大热，反欲得衣者，热在皮肤，寒在骨髓也……

注：临床还需结合胸腹是否灼热、口渴与否、喜饮的冷热与多少、舌苔脉象等综合分析，去伪存真。

第61条：下之后，复发汗，昼日烦躁不得眠，夜而安静，不呕，不渴，无表证，脉沉微，身无大热者，干姜附子汤主之。

注：身无大热者，为虚阳外越，热势不高。

【验案】（干姜附子汤）

患者，男，8个月。患儿于1996年10月4日因高热、腹泻5天，在家中治疗无效而入院治疗。入院后，给予液体疗法、解热对症治疗，10小时热退，24小时泻下次数由数十次减为4～5次。48小时后泻下物以水样便转为稀便。住院第4天出现肠道出血，每天3～5次不等，每次便血约10mL，色鲜红无瘀血块，无黏液。经对症治疗无改善。住院第6天，患儿出现贫血面容，遂转上级医院治疗。

在上级医院输血2次，并给予液体疗法，3天后出血停止，腹泻亦随之好转，但仍为稀便，住院11天后带药出院。出院后1周来患儿一直烦躁不安，睡眠明显减少，夜间最多睡2～3小时，白天不能入睡，经服鲁米那、安定无效。故要求中医治疗，约定当日下午6时往诊。

见患儿面㿠白，眼眶凹陷，啼哭无泪，口唇干燥，舌干，色白无苔，全身皮肤干燥，指纹隐约难辨，脉沉而微细。脉沉主里，微为阳虚，细为血亏，综观脉症，无表无热。面色㿠白为阳气不足而无力载五谷精微荣其面；口唇干燥，舌干无苔，眼眶凹陷，啼哭无泪，均为津液不足之象；烦躁不安为津液耗损，孤阳无阴以依附而外越之候。急当救阳以存阴，阳复方能使津液四布，阴存阳有所依附，使阴平阳秘，精神乃治。急服干姜附子汤：干姜3g，附片3g，水煎2次分服。干姜辛温，温中回阳，附片辛温大热，回阳救逆，二味相合，回阳救逆之力更强。

翌晨家长告曰："昨日下午7时许，服第1遍药，服后随即煎第2遍药，当第2遍药煎好欲服时，发现患儿仰卧于身后入睡，前后仅为半小时。第2遍药服后半小时入睡，至晨方醒。"

知已中的，效不更方，再进1剂而愈［姚秉忠，姚文馨．干姜附子汤验案举例．中国社区医师，2002，18（8）：40］。

第300条：少阴病，脉微细沉，但欲卧，汗出不烦，自欲吐，至五六日自利，复烦躁不得卧寐者，死（本条属**虚阳浮越之重证**）。

注：但欲卧，即精神萎靡，只想睡觉；不烦，为阳衰至极，无力与阴邪争；自欲吐，为阳虚阴盛，阴寒上逆；自利，为阴盛阳脱；复烦躁不得卧寐者，为阴阳离决。

第343条：伤寒六七日，脉微，手足厥冷，烦躁，灸厥阴。

厥不还者，死。

第 344 条：伤寒发热，下利，厥逆，躁不得卧者，死。

第 346 条：伤寒六七日不利，便发热而利，其人汗出不止者，死。有阴无阳故也。

第 348 条：发热而厥，七日下利者，为难治。

## ⭐ 阳衰气脱（重）（亡阳 气脱）

第 362 条：下利，手足厥冷，无脉者，灸之不温，若脉不还，反微喘者，死；少阴负跌阳者，为顺也。

注：无脉，即脉搏按不到；灸，如常器之所说："当灸关元、气海二穴"；反微喘者，为阳气竭绝于下，真气越脱于上；少阴负跌阳者，为顺也，但足部的太溪脉仍然搏动，不过较跌阳脉略小，这仍为可治的顺候，即太溪（肾）脉搏动略小于冲阳（胃）脉。当上部无脉时，诊足部脉搏，特别是跌阳脉，对决诊生死有很重要价值。

216

## ⭐ 阴津亏虚（阴虚 津亏）

第 83 条：咽喉干燥者，不可发汗。

## ⭐ 阴血亏虚（阴虚 血虚）

第 62 条：发汗后，身疼痛，脉沉迟者，桂枝加芍药生姜各一两人参三两新加汤主之。

注：此为发汗后伤阴。

第 86 条：衄家，不可发汗；汗出必额上陷，脉急紧，直视不能眴，不得眠。

注：额上陷，脉急紧，直视不能眴，是指额部下陷，筋脉拘急，两目直视，眼珠不能转动。

第347条：伤寒五六日，不结胸，腹濡，脉虚，复厥者，不可下，此亡血，下之死。

注：腹濡，即腹部按之柔软；此亡血，指血分不足。

### ★ 阴阳两虚（阴虚 阳虚）

第60条：下之后，复发汗，必振寒，脉微细。所以然者，以内外俱虚故也。

注1：下之后，则伤阴液。复发汗，则伤阳气。必振寒，即恶寒战栗，因表阳虚，身体失于温煦所致。脉微，为里阳虚；脉细，为里阴不足。

注2：可用芍药甘草附子汤治之。

第68条：发汗病不解，反恶寒者，虚故也，芍药甘草附子汤主之。

注：为第60条指出方治。

**【验案】（芍药甘草附子汤）**

苏某，21岁，学生，1993年3月27日初诊。患者自诉于2年前因经期受凉，后每于行经即腹痛难忍，痛剧时冷汗淋漓，腹痛如刀割。每于月经将至，即精神紧张，屡治无效。查舌淡红、苔白润，脉沉而弦紧。辨证属寒凝胞中，气血阻滞，胞脉失养。治宜温经散寒，活血止痛。方用芍药甘草附子汤加味：制附子30g，白芍60g，炙甘草15g，炒吴茱萸10g，炮干姜6g，桂枝15g，小茴香10g。急煎频服，1剂痛止。继以温经汤加减，配合艾灸关元穴，治疗4个月经周期后，未再复发[涂东明.芍药甘草附子汤的临床应用体会.陕西中医，1997，13（3）：33]。

下篇 《伤寒论》三阳三阴病证的实质证型研究

第69条：发汗，若下之，病仍不解，烦躁者，茯苓四逆汤主之（本条属阴阳两虚之重证）。

注：未提"夜而安静"，是不论白昼、夜间都烦躁。这不仅由于卫气昼行于阳，阳虚外出无力，同时也由于卫气夜行于阴，阴虚又不耐阳扰，所以昼夜都烦躁，当处既扶阳又益阴的茯苓四逆汤主治。茯苓四逆汤即茯苓、人参加四逆汤。

### ⭐ 阳气阴津亏虚（阳虚 气虚 阴虚 津亏）

第30条：问曰：证象阳旦，按法治之而增剧，厥逆，咽中干，两胫拘急而谵语。师曰：言夜半手足当温，两脚当伸。后如师言，何以知此？答曰：寸口脉浮而大，浮为风，大为虚，风则生微热，虚则两胫挛。病形象桂枝，因加附子参其间，增桂令汗出，附子温经，亡阳故也。厥逆，咽中干，烦躁，阳明内结，谵语烦乱，更饮甘草干姜汤，夜半阳气还，两足当热，胫尚微拘急，重与芍药甘草汤，尔乃胫伸。以承气汤微溏，则止其谵语，故知病可愈。

注1：阳旦汤即桂枝汤别名；浮为风，即浮为中风；虚，为下虚的脉象（无力）；病形象桂枝，即症状虽似桂枝证，而实非桂枝之证，应用桂枝汤加附子以温其经。以承气汤，当是指调胃承气汤。

注2：此条为阳气阴液两虚之候。

### ⭐ 阴阳两竭（亡阴 亡阳）

第345条：伤寒发热，下利至甚，厥不止者，死。

注：此为虚阳外越，阴竭阳亡之兆。

## ★ 亡阳（亡阳）

第354条：大汗，若大下利而厥冷者，四逆汤主之。

第338条：伤寒脉微而厥，至七八日肤冷，其人躁无暂安时者，此为脏厥，非蛔厥也。

注：伤寒起初脉微，而且四肢厥冷，到了第七八天，甚至周身皮肤都冷，病人躁扰得很厉害，没一刻安静的时间。躁，即但躁不烦，多属纯阴无阳的死候。

以上条文之所以病位难以确定，是因为条文本身所述证候难以明确病位，或者条文所述证候多为疾病后期，必然涉及五脏六腑等多脏器受累，难以用几个具体病位概括。

# 难以确定证型之条文

## ★ 邪欲离表

第37条：太阳病，十日以去，脉浮细而嗜卧者，外已解也。

## ★ 表邪内陷

第153条：……因复下之，心下痞，表里俱虚，阴阳气并竭，无阳则阴独。

注：阴阳气并竭即表里俱虚，发汗使表虚而阳气竭，攻下使里虚而阴气竭；无阳则阴独，为表邪内陷成痞，表证罢而里

证独具。

第 269 条：伤寒六七日，无大热，其人躁烦者，此为阳去入阴故也。

注：传不固定，如伴见口渴、尿赤、便秘、苔黄、脉数等，为传入阳明；如伴见脉微、肢厥、呕利等，为内陷少阴或厥阴。

## ⭐ 阳复适当

第 334 条：伤寒，先厥后发热，下利必自止。

第 367 条：下利，脉数而渴者，今自愈。

注：厥阴虚寒下利，若阳气来复，则有自愈之机。今下利又见脉数口渴，正是阳气来复之佳兆。

## ⭐ 阳复邪退

第 329 条：厥阴病，渴欲饮水者，少少与之愈。

注：厥阴病邪退阳气来复之时，出现渴欲饮水，为津液一时不能上承所致。渴必不甚，当微渴，无需用药治疗，少少与饮之，令胃中津液恢复。少少与之，是说饮水不宜过量，否则多饮伤阳，可致水饮停滞。

## ⭐ 阳复阴退

第 287 条：少阴病，脉紧，至七八日自下利，脉暴微，手足反温，脉紧反去者，为欲解也，虽烦、下利，必自愈。

第 288 条：少阴病，下利，若利自止，恶寒而蜷卧，手足温者，可治。

第 289 条：少阴病，恶寒而蜷，时自烦，欲去衣被者，可治。

第 290 条：少阴中风，脉阳微阴浮者，为欲愈。

注：当寸浮尺沉，表示表受风邪，正气不足；今反见寸微尺浮，示邪气已微，阳气得复，正复而邪衰。

第292条：少阴病，吐、利，手足不逆冷，反发热者，不死。脉不至者，灸少阴七壮。

第327条：厥阴中风，脉微浮为欲愈，不浮为未愈。

注：此为阴证见阳脉，微浮标志阴邪消退，阳气来复。

第331条：伤寒先厥后发热而利者，必自止……

第334条：……发热无汗，而利必自止……

第360条：下利，有微热而渴，脉弱者，今自愈。

注：脉弱，为邪衰病退的表现。

第361条：下利，脉数，有微热汗出，今自愈……

⭐ **阴复阳退**

第331条：……见厥复利。

第342条：伤寒厥四日，热反三日，复厥五日，其病为进。寒多热少，阳气退，故为进也。

第361条：……设复紧，为未解。

⭐ **其他**

第4条：伤寒一日，太阳受之，脉若静者，为不传；颇欲吐，若躁烦，脉数急者，为传也。

第5条：伤寒二三日，阳明、少阳证不见者，为不传也。

第6条：太阳病，发热而渴，不恶寒者，为温病。若发汗已，身灼热者，名风温。风温为病，脉阴阳俱浮，自汗出，身重，多眠睡，鼻息必鼾，语言难出。若被下者，小便不利，直视失溲；若被火者，微发黄色，剧则如惊痫，时瘛疭；若火熏之，一逆尚引日，再逆促命期。

注：说明《伤寒论》包括温病在内，温热伤人，外无寒束，故多不恶寒。

第7条：病有发热恶寒者，发于阳也；无热恶寒者，发于阴也。发于阳，七日愈；发于阴，六日愈。以阳数七、阴数六故也。

第8条：太阳病，头痛至七日以上自愈者，以行其经尽故也。若欲作再经者，针足阳明，使经不传则愈。

第9条：太阳病欲解时，从巳至未上。

第10条：风家，表解而不了了者，十二日愈。

第16条：太阳病三日，已发汗，若吐、若下、若温针，仍不解者，此为坏病，桂枝不中与之也。观其脉证，知犯何逆，随证治之。桂枝本为解肌，若其人脉浮紧，发热，汗不出者，不可与之也。常须识此，勿令误也。

第48条：二阳并病，太阳初得病时，发其汗，汗先出不彻，因转属阳明，续自微汗出，不恶寒。若太阳病证不罢者，不可下，下之为逆；如此可小发汗。设面色缘缘正赤者，阳气怫郁在表，当解之熏之。若发汗不彻，不足言，阳气怫郁不得越，当汗不汗，其人躁烦，不知痛处，乍在腹中，乍在四肢，按之不可得，其人短气但坐，以汗出不彻故也，更发汗则愈。何以知汗出不彻，以脉涩，故知也。

注：并病，即一经之证未罢，又见到另一经症状者。

第58条：凡病，若发汗、若吐、若下、若亡血、亡津液，阴阳自和者，必自愈。

注："阴阳自和"途径有二：一是用益气生津之剂，促其阴

阳自和；二是不借助药力，只是安静调养，充分发挥人体的自然调节能力而静待阴阳自和。

第59条：大下之后，复发汗，小便不利者，亡津液故也。勿治之，得小便利，必自愈。

注：提示病邪已去而津液未复者，始可悉心调养，依靠机体自我调节使津液恢复；若病邪未去，而津液大伤，则不可坐视，应益其津液。

第90条：本发汗，而复下之，此为逆也；若先发汗，治不为逆；本先下之，而反汗之，为逆；若先下之，治不为逆。

第94条：太阳病未解，脉阴阳俱停，必先振栗，汗出而解；但阳脉微者，先汗出而解；但阴脉微者，下之而解。若欲下之。宜调胃承气汤。

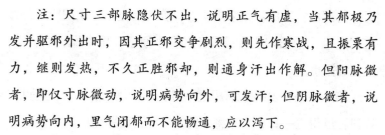

注：尺寸三部脉隐伏不出，说明正气有虚，当其郁极乃发并驱邪外出时，因其正邪交争剧烈，则先作寒战，且振栗有力，继则发热，不久正胜邪却，则通身汗出作解。但阳脉微者，即仅寸脉微动，说明病势向外，可发汗；但阴脉微者，说明病势向内，里气闭郁而不能畅通，应以泻下。

第97条：……服柴胡汤已，渴者，属阳明，以法治之。

第101条：伤寒中风，有柴胡证，但见一证便是，不必悉具。凡柴胡汤病证而下之，若柴胡证不罢者，复与柴胡汤，必蒸蒸而振，却复发热汗出而解。

第116条：微数之脉，慎不可灸。因火为邪，则为烦逆。追虚逐实，血散脉中，火气虽微，内攻有力，焦骨伤筋，血难复也。脉浮，宜以汗解，用火灸之，邪无从出，因火而盛，病从腰以下，必重而痹，名火逆也。欲自解者，必当先烦，烦乃有汗而解。何以知之？脉浮，故知汗出解。

第131条：病发于阳而反下之，热入因作结胸；病发于阴而反下之，因作痞也。所以成结胸者，以下之太早故也。

第140条：太阳病，下之，其脉促，不结胸者，此为欲解也；脉浮者，必结胸；脉紧者，必咽痛；脉弦者，必两胁拘急；脉细数者，头痛未止；脉沉紧者，必欲呕；脉沉滑者，协热利；脉浮滑者，必下血。

第178条：脉按之来缓，时一止复来者，名曰结。又脉来动而中止，更来小数，中有还者反动，名曰结，阴也。脉来动而中止，不能自还，因而复动者，名曰代，阴也，得此脉者必难治。

第179条：问曰：病有太阳阳明，有正阳阳明，有少阳阳明，何谓也？答曰：太阳阳明者，脾约是也；正阳阳明者，胃家实是也；少阳阳明者，发汗、利小便已，胃中燥、烦、实、大便难是也。

第183条：问曰：病有得之一日，不发热而恶寒者，何也？答曰：虽得之一日，恶寒将自罢，即汗出而恶热也。

注：阳明受邪，恶寒历时短暂，程度亦轻，虽得之一日，恶寒也会自罢，而转为自汗出而恶热。

第184条：问曰：恶寒何故自罢？答曰：阳明居中，主土也，万物所归，无所复传。始虽恶寒，二日自止，此为阳明病也。

第185条：本太阳初得病时，发其汗，汗先出不彻，因转属阳明也。伤寒发热无汗，呕不能食，而反汗出濈濈然者，是转属阳明也。

第186条：伤寒三日，阳明脉大。

第 190 条：阳明病，若能食，名中风；不能食，名中寒。

第 193 条：阳明病欲解时，从申至戌上。

第 201 条：阳明病，脉浮而紧者，必潮热，发作有时；但浮者，必盗汗出。

注：不得绝对看待，临床诊断主要是随证以辨脉，而不是据脉以定证，须脉证合参。脉浮，则热盛于外；脉紧，则邪实在里。但浮者，为阳明经热盛，阳热既炽，阴为所迫，寐则卫气不致，因之阴不内守而为盗汗。

第 204 条：伤寒呕多，虽有阳明证，不可攻之。

注：呕多，为病机向上，若用攻法，是逆其所治；攻即泻下药。

第 205 条：阳明病，心下鞕满者，不可攻之。攻之，利遂不止者死；利止者愈。

注：病在胃脘而不在大肠，非腹部硬满。如腹部硬满，则肠中有燥屎内结，可用三承气汤攻下。

第 209 条：阳明病，潮热，大便微鞕者，可与大承气汤；不鞕者，不可与之。若不大便六七日，恐有燥屎，欲知之法，少与小承气汤，汤入腹中，转失气者，此有燥屎也，乃可攻之；若不转失气者，此但初头鞕，后必溏，不可攻之，攻之必胀满不能食也；欲饮水者，与水则哕；其后发热者，必大便复鞕而少也，以小承气汤和之；不转失气者，慎不可攻也。

注：初头硬，后必溏，此是脾虚的特征。

第 210 条：夫实则谵语，虚则郑声。郑声者，重语也。直视、谵语、喘满者死，下利者亦死。

注：谵语，为邪热亢盛扰乱神明，语无伦次，声高气粗；

郑声，为精气内夺，心神不宁，语言重复，声低息微。如谵语伴见直视与喘满，则为因实而致虚，预后不良。直视，为邪热劫肝肾阴精，目失养；喘满，为肺气上脱；下利，为中气衰败。

第251条：得病二三日，脉弱，无太阳、柴胡证，烦躁、心下鞕；至四五日，虽能食，以小承气汤少少与，微和之，令小安；至六日，与承气汤一升。若不大便六七日，小便少者，虽不受食，但初头鞕，后必溏，未定成鞕，攻之必溏；须小便利，屎定鞕，乃可攻之，宜大承气汤。

注：此为阳明里实但正气偏虚的治法。小便少，提示津液尚能还入胃肠，故其不大便，也仅是初头硬，后必溏，为脾虚失运所致。若小便通利者，则是燥热逼迫津液偏渗所致。

第267条：若已吐、下、发汗、温针，谵语，柴胡汤证罢，此为坏病。知犯何逆，以法治之。

226

注：本条以柴胡证为例，说明少阳病经吐、下、发汗、温针，病离少阳而成坏病，而柴胡汤不可与。对于坏病的治则，第16条云："观其脉证，知犯何逆，随证治之。"本条云："知犯何逆，以法治之。"前者强调审查脉证，随证而治，本条则强调因证立法，因法选方，二者参合，方能曲尽其妙。

第270条：伤寒三日，三阳为尽，三阴当受邪。其人反能食而不呕，此为三阴不受邪也。

注：传经与否不可拘于日数。意谓若正气素旺，脾胃气和，食欲如常，不见太阴之腹满而吐食不下、少阴之欲吐不吐、厥阴之饥不欲食、食则吐蛔等症，自是不传三阴。反之，若其人不能食而呕，或见其他阴证者，即为邪传三阴。

第271条：伤寒三日，少阳脉小者，欲已也。

注：少阳病以弦为主脉，脉小示少阳之邪渐衰而欲愈。《素问·脉要精微论》言："大则病进。"

第 272 条：少阳病欲解时，从寅至辰上。

第 275 条：太阴病欲解时，从亥至丑上。

第 291 条：少阴病欲解时，从子至寅上。

第 308 条：少阴病，下利便脓血者，可刺。

注：刺法是泄其实热，灸法是祛其虚寒。本条似非虚寒滑脱之便脓血。

第 328 条：厥阴病欲解时，从丑至卯上。

第 332 条：伤寒，始发热六日，厥反九日而利。凡厥利者，当不能食；今反能食者，恐为除中。食以索饼，不发热者，知胃气尚在，必愈，恐暴热来出而复去也。后日脉之，其热续在者，期之旦日夜半愈。所以然者，本发热六日，厥反九日，复发热三日，并前六日，亦为九日，与厥相应，故期之旦日夜半愈。后三日脉之而脉数，其热不罢者，此为热气有余，必发痈脓也。

第 336 条：伤寒病，厥五日，热亦五日，设六日当复厥，不厥者自愈。厥终不过五日，以热五日，故知自愈。

第 337 条：凡厥者，阴阳气不相顺接，便为厥。厥者，手足逆冷者是也。

注：如果寒盛至极，则阴气独盛，而阳气相对衰微，不能通达于四肢，故手足发生厥冷，因成寒厥；相反的热盛至极，则阳气被遏，亦不能通达于四肢，因成热厥。

第 365 条：下利，脉沉弦者，下重也；脉大者，为未止；脉微弱数者，为欲自止，虽发热，不死。

注：下利，当为痢疾，因里急后重为其特征。脉沉，主里；脉弦，主痛。下重，即肛门有重滞之感。数，含滑数流利之象，《素问·玉机真脏论》曰："脉弱以滑是有胃气。"此为正盛阳回之象。

第 368 条：下利后脉绝，手足厥冷，晬时脉还，手足温者生；脉不还者死。

注：下利后，当指急剧性的暴泻，津液过度骤然损失，阳气一时脱绝；晬时，即一昼夜。

众所周知，《伤寒论》是一部阐述疾病理法、方药、转归预后、药后反应及其疾病演变规律的医学专著。并非所有的条文都是描述疾病的诊断内容，以上条文属于阐述病因病机、药后反应以及疾病转归或疾病欲解时等内容。如果按照现代中医学分科的思想，不全属于中医诊断学的内容，加之本书的重心是对《伤寒论》三阳三阴病证进行证素辨证研究，以上条文难以确定证型，故单列。

# 《伤寒论》方剂名录及药物组成

## 二　画

### 十枣汤

大戟　芫花　甘遂各等分　大枣十枚

## 三　画

### 三物白散

桔梗三分　巴豆一分，去皮心，熬黑，研如脂　贝母三分

### 干姜附子汤

干姜一两　附子一枚，生用

### 干姜黄芩黄连人参汤

干姜　黄芩　黄连　人参各三两

### 大青龙汤

麻黄六两，去节　桂枝二两，去皮　杏仁四十枚，去皮尖
甘草二两，炙　生姜三两，切　大枣十枚，擘　石膏如鸡子大，碎

### 大承气汤

大黄四两，酒洗　厚朴半斤，去皮　枳实五枚，炒　芒硝三合

### 大柴胡汤

柴胡半斤　黄芩三两　芍药三两　半夏半升，洗　生姜五两，切
枳实四枚，炒　大枣十二枚，擘

### 大陷胸汤

大黄六两，去皮　芒硝一升　甘遂一钱匕

### 大陷胸丸

大黄半斤　葶苈子半升，熬　杏仁半升，去皮尖，熬黑
芒硝半升　甘遂一钱匕　白蜜二合

### 大黄黄连泻心汤

大黄二两　黄连一两

230

### 小青龙汤

麻黄去节　芍药　细辛　干姜　甘草炙　桂枝各三两，去皮
五味子半升　半夏半升，洗

### 小承气汤

大黄四两，酒洗　厚朴二两，炙，去皮　枳实三枚，炙

### 小建中汤

桂枝三两，去皮　甘草二两，炙　大枣十二枚，擘　芍药六两
生姜三两，切　胶饴一升

### 小柴胡汤

柴胡半斤　黄芩　人参　甘草炙　生姜各三两，切
大枣十二枚，擘　半夏半升，洗

小陷胸汤

黄连一两　半夏半斤，洗　栝楼实一枚

## 四　画

五苓散

猪苓十八铢，去皮　泽泻一两六铢　白术十八铢　茯苓十八铢
桂枝半两，去皮

乌梅丸

乌梅三百枚　细辛六两　干姜十两　黄连十六两　当归四两
附子六两，炮，去皮　蜀椒四两，出汗　桂枝六两，去皮　人参六两
黄柏六两

文蛤散

文蛤五两

文蛤汤

文蛤五两　麻黄　甘草　生姜各三两　石膏五两　杏仁五十枚
大枣十二枚

## 五　画

甘草干姜汤

甘草四两，炙　干姜二两

甘草汤

甘草二两

### 甘草附子汤

甘草二两，炙　附子二枚，炮，去皮，破　白术二两
桂枝四两，去皮

### 甘草泻心汤

甘草四两，炙　黄芩三两　干姜三两　半夏半升，洗
大枣十二枚，擘　黄连一两

### 四逆加人参汤

甘草二两，炙　附子一枚，生，去皮，破八片　干姜一两半
人参一两

### 四逆汤

甘草二两，炙　干姜一两半　附子一枚，生用，去皮，破八片

### 四逆散

甘草炙　枳实破，水渍，炙干　柴胡　芍药

### 生姜泻心汤

生姜四两，切　甘草三两，炙　人参三两　干姜一两　黄芩三两
半夏半升，洗　黄连一两　大枣十二枚，擘

### 白头翁汤

白头翁二两　黄柏二两　黄连三两　秦皮三两

### 白虎加人参汤

知母六两　石膏一斤，碎，绵裹　甘草二两，炙　粳米六合
人参三两

### 白虎汤

知母六两　石膏一斤,碎　甘草二两,炙　粳米六合

### 白通加猪胆汁汤

葱白四茎　干姜一两　附子一枚,生,去皮,破八片
猪胆汁一合

### 白通汤

葱白四茎　干姜一两　附子一枚,生,去皮,破八片

### 瓜蒂散

瓜蒂一分,熬黄　赤小豆一分　香豉一合

### 半夏散及汤

半夏洗　桂枝去皮　甘草各等分,炙

### 半夏泻心汤

半夏半升,洗　黄芩　干姜　人参　甘草各三两,炙
黄连一两　大枣十二枚,擘

## 六　画

### 芍药甘草汤

芍药　甘草各四两,炙

### 芍药甘草附子汤

芍药　甘草各三两,炙　附子一枚,炮,去皮,破八片

当归四逆加吴茱萸生姜汤

当归三两　　芍药三两　　甘草二两，炙　　通草二两
桂枝三两，去皮　　细辛三两　　生姜半斤，切　　吴茱萸二升
大枣二十五枚，擘

当归四逆汤

当归三两　　桂枝三两，去皮　　芍药三两　　细辛三两
甘草二两，炙　　通草二两　　大枣二十五枚

竹叶石膏汤

竹叶二把　　石膏一升　　半夏半升，洗　　麦门冬一升，去心
人参二两　　甘草二两，炙　　粳米半升

# 七　画

赤石脂禹余粮汤

赤石脂一斤，碎　　太一禹余粮一斤，碎

吴茱萸汤

吴茱萸一升，洗　　人参三两　　生姜六两，切　　大枣十二枚，擘

牡蛎泽泻散

牡蛎熬　　泽泻　　蜀漆暖水洗，去腥　　葶苈子熬　　商陆根熬
海藻洗，去腥　　栝楼根各等分

附子汤

附子二枚，炮，去皮，破八片　　茯苓三两　　人参二两　　白术四两
芍药三两

附子泻心汤

大黄二两　黄连一两　黄芩一两　附子一两，炮

# 八　画

苦酒汤

半夏十四枚，洗，破如枣核　鸡子一枚，去黄，内上苦酒，着鸡子壳中

抵当丸

水蛭二十个　虻虫二十个，去翅足，熬　桃仁二十五个，去皮尖
大黄三两

抵当汤

水蛭熬　虻虫二十个，去翅足，熬　桃仁二十个，去皮尖
大黄三两，酒洗

炙甘草汤

炙甘草四两　生姜三两，切　人参三两　生地黄一斤
桂枝二两，去皮　阿胶二两　麦门冬半升，去心　麻仁半升
大枣三十枚，擘

# 九　画

茵陈蒿汤

茵陈蒿六两　栀子十四枚，擘　大黄二两，去皮

### 茯苓甘草汤

茯苓二两　桂枝二两，去皮　甘草一两，炙　生姜三两，切

### 茯苓四逆汤

茯苓四两　人参一两　附子一枚，生用　甘草二两，炙

干姜一两半

### 茯苓桂枝甘草大枣汤

茯苓半斤　桂枝四两，去皮　甘草二两，炙　大枣十五枚，擘

### 茯苓桂枝白术甘草汤

茯苓四两　桂枝三两，去皮　白术　甘草各二两，炙

### 枳实栀子豉汤

枳实三枚，炙　栀子十四个，擘　香豉一升，绵裹

### 栀子干姜汤

栀子十四个，擘　干姜二两

### 栀子甘草豉汤

栀子十四个，擘　甘草二两，炙　香豉四合，绵裹

### 栀子生姜豉汤

栀子十四个，擘　生姜五两　香豉四合，绵裹

### 栀子厚朴汤

栀子十四个，擘　厚朴四两，去皮，炙

枳实四枚，水浸，炙令黄

### 栀子豉汤

栀子十四个，擘　香豉四合，绵裹

### 栀子柏皮汤

肥栀子十五个，擘　甘草一两，炙　黄柏二两

### 厚朴生姜半夏甘草人参汤

厚朴半斤，炙，去皮　生姜半斤，切　半夏半升，洗　甘草二两

人参一两

# 十　画

### 真武汤

茯苓　芍药　生姜各三两，切　白术二两　附子一枚，炮

### 桂枝二麻黄一汤

桂枝一两十七铢，去皮　芍药一两六铢　麻黄十六铢，去节

生姜一两六铢，切

杏仁十六个，去皮尖　甘草一两二铢，炙　大枣五枚，擘

### 桂枝二越婢一汤

桂枝去皮　芍药　麻黄　甘草各十八铢，炙　大枣四枚，擘

生姜一两二铢，切　石膏二十四铢，碎，绵裹

### 桂枝人参汤

桂枝四两，别切　甘草四两，炙　白术三两　人参三两

干姜三两

桂枝汤

桂枝三两,去皮　芍药三两　甘草二两,炙　生姜三两,切　大枣十二枚,擘

桂枝加大黄汤

桂枝三两,去皮　大黄二两　芍药六两　生姜三两,切　甘草二两,炙　大枣十二枚,擘

桂枝加芍药汤

桂枝三两,去皮　芍药六两　甘草二两,炙　大枣十二枚,擘　生姜三两,切

桂枝加芍药生姜各一两人参三两新加汤

桂枝三两,去皮　芍药四两　甘草二两,炙　人参三两　大枣十二枚,擘　生姜四两

桂枝加附子汤

桂枝三两,去皮　芍药三两　甘草三两,炙　生姜三两,切　大枣十二枚,擘　附子一枚,炮

桂枝加厚朴杏子汤

桂枝三两,去皮　甘草二两,炙　生姜三两,切　芍药三两　大枣十二枚,擘　厚朴二两,去皮,炙　杏仁五十枚,去皮尖

桂枝加桂汤

桂枝五两,去皮　芍药三两　生姜三两,切　甘草二两,炙　大枣十二枚,擘

## 桂枝加葛根汤

葛根四两　　芍药三两　　生姜三两，切　　甘草二两，炙
大枣十二枚，擘　　桂枝三两，去皮

## 桂枝甘草汤

桂枝四两，去皮　　甘草二两，炙

## 桂枝甘草龙骨牡蛎汤

桂枝一两，去皮　　甘草二两，炙　　牡蛎二两，熬　　龙骨二两

## 桂枝去芍药汤

桂枝三两，去皮　　甘草二两，炙　　生姜三两，切　　大枣十二枚，擘

## 桂枝去芍药加附子汤

桂枝三两，去皮　　甘草二两，炙　　生姜三两，切　　大枣十二枚，擘
附子一枚，炮

239

## 桂枝去芍药加蜀漆龙骨牡蛎救逆汤

桂枝三两，去皮　　甘草二两，炙　　生姜三两，切　　大枣十二枚，擘
牡蛎五两，熬　　蜀漆三两，去腥　　龙骨四两

## 桂枝去桂加茯苓白术汤

芍药三两　　甘草二两，炙　　生姜切　　白术　　茯苓各三两
大枣十二枚，擘

## 桂枝附子汤

桂枝四两，去皮　　附子三枚，炮　　生姜三两，切　　大枣十二枚，擘
甘草二两，炙

### 桂枝附子去桂加白术汤

附子三枚，炮　白术四两　生姜三两，切　甘草二两，炙
大枣十二枚，擘

### 桂枝麻黄各半汤

桂枝一两十六铢，去皮　芍药　生姜切　甘草炙　麻黄各一
两，去节　大枣四枚，擘　杏仁二十四枚

### 桔梗汤

桔梗一两　甘草一两

### 桃花汤

赤石脂一斤，一半全用，一半筛末　干姜一两　粳米一升

### 桃核承气汤

桃仁五十个，去皮尖　大黄四两　桂枝二两，去皮　甘草二两，炙
芒硝二两

### 柴胡加龙骨牡蛎汤

柴胡四两　龙骨　黄芩　生姜切　铅丹　人参　桂枝去皮
茯苓各一两半　半夏二合半，洗　大黄二两　牡蛎一两半，熬
大枣六枚，擘

### 柴胡加芒硝汤

柴胡二两十六铢　黄芩一两　人参一两　甘草一两，炙
生姜一两，切　半夏二十铢　大枣四枚，擘　芒硝二两

### 柴胡桂枝汤

桂枝去皮　黄芩　人参各一两半　甘草一两，炙

半夏二合半，洗　芍药一两半　大枣六枚，擘　　生姜一两半，切
柴胡四两

### 柴胡桂枝干姜汤

柴胡半斤　桂枝三两，去皮　干姜二两　栝楼根四两
黄芩三两　牡蛎二两，熬　甘草二两，炙

### 烧裈散

妇人中裈，近隐处，取烧作灰

### 调胃承气汤

大黄四两，去皮，清酒洗　甘草二两，炙　芒硝半升

### 通脉四逆汤

甘草二两，炙　附子大者一枚，生用　干姜三两，强人可用四两

### 通脉四逆加猪胆汁汤

甘草二两，炙　干姜三两，强人可用四两　附子大者一枚，生用
猪胆汁半合

# 十一画

### 理中丸及汤

人参　干姜　甘草炙　白术各三两

### 黄芩汤

黄芩三两　芍药二两　甘草二两，炙　大枣十二枚，擘

### 黄芩加半夏生姜汤

黄芩三两　芍药二两　甘草二两，炙　大枣十二枚，擘

半夏半升，洗　生姜一两半，切

### 黄连汤

黄连三两　干姜三两　甘草三两，炙　大枣十二枚，擘
半夏半升，洗　桂枝三两，去皮　人参二两

### 黄连阿胶汤

黄连四两　黄芩二两　芍药二两　鸡子黄二枚
阿胶三两（一云三挺）

### 猪肤汤

猪肤一斤　白蜜一升　白粉五合

### 猪苓汤

猪苓去皮　茯苓　阿胶　泽泻　滑石各一两

### 麻子仁丸

麻子仁二升　芍药半斤　枳实半斤，炙　大黄一斤，去皮
厚朴一尺，炙，去皮　杏仁一升，去皮尖，熬，别作脂

### 麻黄汤

麻黄三两，去节　桂枝二两，去皮　甘草一两，炙
杏仁七十个，去皮尖

### 麻黄升麻汤

麻黄二两半，去节　升麻一两一分　当归一两一分　知母十八铢
黄芩十八铢　萎蕤十八铢（一作菖蒲）　天门冬六铢，去心　芍药六铢
桂枝六铢，去皮　茯苓六铢　甘草六铢，炙　石膏六铢，碎，绵裹
白术六铢　干姜六铢

### 麻黄杏仁甘草石膏汤

麻黄四两，去节　杏仁五十个，去皮尖　甘草一两，炙
石膏半斤，碎，绵裹

### 麻黄附子甘草汤

麻黄二两，去节　甘草二两，炙　附子一枚，炮

### 麻黄附子细辛汤

麻黄二两，去节　细辛二两　附子一枚，炮

### 麻黄连轺赤小豆汤

麻黄二两，去节　连轺二两（连翘根是）　杏仁四十个，去皮尖
赤小豆一升　大枣十二枚，擘　生梓白皮一升，切　生姜二两，切
甘草二两，炙

243

### 旋覆代赭汤

旋覆花三两　人参二两　生姜五两　代赭一两　甘草三两，炙
半夏半升，洗　大枣十二枚，擘

# 十二画

### 葛根汤

葛根四两　麻黄三两，去节　桂枝二两，去皮　生姜三两，切
甘草二两，炙　芍药二两　枣十二枚，擘

### 葛根加半夏汤

葛根四两　麻黄三两，去节　甘草二两，炙　芍药二两
桂枝二两，去皮　生姜二两，切　半夏半升，洗　大枣十二枚，擘

葛根芩连汤

葛根半斤　甘草二两，炙　黄芩三两　黄连三两

## 十四画

蜜煎导

食蜜七合

# 参考文献

［1］邓铁涛.论中医诊治传染病.河南中医，2006，26（1）：2.

［2］李致重，刘颖恒，黎家恒，等.谈伤寒和温病的关系.中国中医基础医学杂志，2003，9（3）：16.

［3］刘兰林，王灿晖，杨进.外感热病"三维辨证"的构建基础与完善.安徽中医学院学报，2005，24（3）：1.

［4］张国骏.伤寒论思维与辨析.北京：中国中医药出版社，2006.

［5］顾武军.《伤寒论求是》钩玄.北京：学苑出版社，2006.

［6］刘渡舟，钱超尘.伤寒论临证指要·文献通考.北京：学苑出版社，1993.

［7］湖北中医学院.李培生医学文集.北京：中国医药科技出版社，2003.

［8］郭蕾，王永炎，张志斌，等.证候概念发展轨迹探源.中西医结合学报，2006，4（4）：335.

［9］陈梦雷.周易浅述.上海：上海古籍出版社，1983.

［10］朱熹.周易本义.上海：上海古籍出版社，1987.

［11］恩格斯.自然辩证法.北京：人民出版社，1971.

［12］梁华龙.伤寒论研究.北京：科学出版社，2005.

［13］印会河.中医基础理论.上海：上海科学技术出版社，1984.

［14］王庆国.伤寒论新释.北京：中国中医药出版社，2005.

［15］梁华龙，田瑞曼.《伤寒论》六经及六经辨证来源.河南中医学院学报，2003，18（1）：7.

［16］吴承玉，许爱兰.六经辨证研究思路与方法探讨.江苏中医药，2002，23（11）：4.

［17］赵文鼎.试论《周易》对《伤寒论》三阳三阴说的影响.甘肃中医，2005，18（11）：2.

［18］李培林.浅论三阳三阴的创立.中医药研究，1991，（1）：34.

245

［19］张建伟.阴阳学说对仲景《伤寒论》的影响.河南中医，2004，24（6）：5.

［20］成喜坡.《伤寒论》热结实证辨析.中华实用医学杂志，2004，6（14）：68.

［21］李小粤，林蕊.研究经方从经络入手之可行性探析.辽宁中医杂志，2001，28（4）：201.

［22］贾成文，王宗柱.论关、阖、枢理论与六经证治的关系.陕西中医学院学报，2001，24（4）：2.

［23］王孝先，毕肯，王倩.张仲景对《内经》运气学说的继承与发展.中医药学刊，2004，22（2）：208.

［24］何德昭.论"和"是张仲景学术思想的核心.中医药临床杂志，2006，（1）：6.

［25］黄竹斋.伤寒杂病论会通.西安：陕西省中医药研究院，1982.

［26］张介宾.类经图翼·类经附翼.北京：人民卫生出版社，1980.

［27］任应秋.中医各家学说.上海：上海科学技术出版社，1986.

［28］梁华龙.六经层次学说的提出与内涵.河南中医，1999，19（1）：7.

［29］吴雄志.聚类分析在六经辨证中的应用.国医论坛，2001，16（1）：8.

［30］霍丽东，张敏，柳惠民.《伤寒论》"一分为三"辨证思维初探.陕西中医学院学报，2003，26（2）：11.

［31］程绍民，喻松仁，熊英琼.六经辨证、卫气营血辨证、三焦辨证和经络辨证的现代研究概况.中医药临床杂志，2006，18（1）：1.

［32］刁军成.六经辨证论治临床运用的几个问题.实用中西医结合临床，2002，2（1）：52.

［33］窦志芳.浅析《伤寒论》中的八纲辨证.山西中医学院学报，2005，6（3）：10.

［34］王国栋.六经是由抽象到具体的识证桥梁.浙江中医杂志，2003，38（12）：508.

［35］范春香，王永梅.试论仲景三步辨证论治法.河北中医，2005，27（2）：159.

［36］上海中医学院中医基础理论教研组.伤寒论.上海：上海人民出版社，1976.

［37］李培生.伤寒论讲义.上海：上海科学技术出版社，1985.

［38］张介宾.景岳全书.北京：人民卫生出版社，1991.

［39］浙江省中医研究所文献组.潘澄濂医论集.北京：人民卫生出版社，1981.

［40］辛智科.《伤寒论》方证治法感悟.中国中医药报,2007-4-11（05）.

［41］柴瑞震.《伤寒论》六经实质探要.中国中医药现代远程教育,2004,2（10）:16.

［42］邓玉梅,王青文.《伤寒论》三阳三阴辨证概要.长春中医学院学报,1996,12（3）:2.

［43］梁华龙,刘渡舟.六因素分析是六经辨证的实质.北京中医学院学报,1989,12（4）:14.

［44］梁华龙,田瑞曼.《伤寒论》六经辨证的内涵与外延.河南中医学院学报,2003,18（2）:9.

［45］刘承仕.从厥阴病提纲谈伤寒厥阴病"热闭阴劫"的实质.广西中医药,1999,22（1）:44.

［46］杨在纲.伤寒六经的实质及气一元论观探析.国医论坛,1995,10（2）:2.

［47］徐培平,符林春.伤寒六经营卫观.安徽中医学院学报,2000,19（6）:7.

［48］姜维民.伤寒泰斗刘渡舟教授治学思想探要.中医药学刊,2001,19（6）:532.

［49］祝建伟,王长美.《伤寒论》关于人体的功能模型.山东中医药大学学报,1997,21（3）:178.

［50］李振明,张瑞云,李守伟.伤寒论六经证治与经络学说初探.中医药信息,1998,（5）.

［51］吴永莲,李亚林.初探《伤寒论》的定位及其内涵.中国中医药杂志,2006,4（4）:92.

［52］马文辉,孙小红.试论《伤寒论》三阳三阴时位辨证.中西医结合学报,2005,3（4）:257.

［53］瞿岳云,张凤娥,郭霞.《伤寒论》理论研究的反思.湖南中医学院学报,2003,23（1）:27.

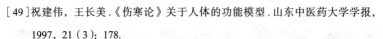

［54］赵进喜.《伤寒论》"六经钤百病"探识.中医药学刊,2005,23（2）:226.

［55］郭任.论伤寒六经之实质.河南中医,2004,24（8）:4.

［56］林殷,张家玮,嵇波,等.从生成哲学谈方证研究的方法学.北京中医药大学学报,2007,30（2）:79.

[57]王付，尚娟，尚炽昌.论六经辨证的基本概念与实质.河南中医药学刊，1998，13（1）：10.

[58]吴雄志.标本中气学说初探.中国中医基础医学杂志，2000，6（3）：4.

[59]赖文，李永宸.东汉末建安大疫考.上海中医药杂志，1998，（8）：4.

[60]郭任.《伤寒论》六经病变本质探讨.山东中医杂志，2005，24（9）：523.

[61]刘联群.《伤寒论》六经原理新探.河南中医，1990，10（5）：5.

[62]朱桂梓，李成文.陈士铎伤寒思想探讨.河南中医，2005，25（3）：22.

[63]张星平，肖莹.方有执《伤寒论条辨》对伤寒学的贡献.上海中医药杂志，2005，39（7）：56.

[64]李合国，劳绍贤.《伤寒论》脾胃学说钩沉.上海中医药大学学报，2006，20（1）：16.

[65]刘晖.《伤寒论》脾胃学说浅识.甘肃中医学院学报，2004，21（1）：14.

[66]黄开泰.六经"病"的病机探讨（续）.河南中医，2005，25（7）：4.

[67]梁华龙.六经体质学说孳生及扩展.河南中医，1998，18（5）：262.

[68]刘华生.试论气机升降学说在六经传变中的运用.山东中医杂志，2000，19（5）：265.

[69]徐剑秋，徐迪华.脉诊在《伤寒论》六经辨证中的运用.中国中医基础医学杂志，1999，5（4）：53.

[70]藤平健.阴阳方证并存的《伤寒论》第94条是并病还是兼证.国外医学中医中药分册，1990，12（2）：6.

[71]黎黍匀.系统深层排毒.北京：中国中医药出版社，2009.

[72]樊新荣，樊哲.《内经》十纲发微.陕西中医函授，2000，（1）：7.

[73]樊新荣，唐亚平.浅论十纲辨证论治源流及影响.中医药导报，2006，12（2）：15.

[74]朱文锋.中医诊断学.北京：中国中医药出版社，2002.

[75]吴瑭.温病条辨.北京：人民卫生出版社，1964.

[76]孟澍江.温病学.上海：上海科学技术出版社，1985.

[77]方药中，许家松.温病汇讲.北京：人民卫生出版社，1986.

[78]朱文锋，张华敏."证素"的基本特征.中国中医基础医学杂志，2005，11（1）：

17.

［79］王佩芳，许昶，姜光华．姜春华中医学术思想研究及临床经验选粹．北京：
中国中医药出版社，2007.

［80］樊新荣，朱文锋，伍参荣，等．太阴与阳明病证实验大鼠小肠对 D- 木糖的吸
收功能及肝脏 ATP 酶活性研究．上海中医药大学学报，2007，21（4）：47.

［81］朱文锋，何军锋，晏峻峰，等．确定证素辨证权值的"双层频权剪叉"算法．
中西医结合学报，2007，5（6）：607.

［82］熊曼琪．伤寒论．北京：人民卫生出版社，2000.

［83］王付．经方配伍用药指南．北京：中国中医药出版社，2004.

［84］程昭寰．伤寒心悟．北京：学苑出版社，1989.

［85］李心机．伤寒论通释．北京：人民卫生出版社，2004.

［86］伤寒教研组．伤寒论译释．上海：上海科学技术出版社，1980.

［87］李克绍．伤寒论语释．济南：山东科学技术出版社，1982.

［88］刘渡舟．伤寒论辞典．北京：解放军出版社，1988.

［89］王琦．中医藏象学．北京：人民卫生出版社，1997.